KB149740

치유,
물음에
답하다

치유, 물음에 답하다

암과 만성질환,
비타민과 자연의학에서
답을 찾다

| 어해용 지음 |

Pegasus
페가수스

치유는 수행입니다
들의 백합처럼
무소의 뿔처럼

추천의 글 1

고통받는 이들을 위한 희망의 소식

암은 단순히 세포 덩어리가 분열하고 침범하여 불규칙적으로 퍼지는 것이 아니라, 신체기관 전체의 협조가 동반된 정교하고도 복잡한 과정을 거쳐 몸속에 퍼집니다. 따라서 우리의 관점이 세포와 주위 조직만을 보는 국소적인 견해에서 전체적인 기관을 보도록 넓어져야 합니다. 위치상 분리된 암 조직들은 전신적인 병리학적 연결망으로 조직의 남은 부분과 상호작용하는 시스템을 형성하므로, 암을 전신적인 시스템으로 보는 치료를 대입하여야만 치유를 얻을 수 있다고 생각합니다.

평소 암의 대사치료에 내공이 깊으신 어해용 선생님이 치유의 관점으로 돌봐오신 환우들에 관한 책을 출간하심에 축하의 말과 더불어 고통받는 암 환우들에게 희망의 소식이 되었으면 합니다.

대한임상암대사학회장
이영철

전인적이고 복합적인 암 치료법

기쁜 소식을 접했습니다. 어해용 선생님이 그동안 비타민 치료를 하면서 보고 느낀 바를 담아 책을 낸다는 소식입니다. 짧지 않은 세월 동안, 그는 비타민 C 등 자연물질을 연구하고 강의했으며, 이를 환자 치료에 적용해왔습니다. 이러한 과정에서 느끼고 얻은 지식과 경험을 나눈다고 하니 기쁘기 그지없습니다.

예수병원장을 지냈던 고 설대위 박사는 좋은 의사는 세 가지 조건(3Hs)을 지녀야 한다고 했습니다. 첫째는 명석하고 지혜로운 두뇌(Head), 둘째는 좋은 의료기술(Hand), 그리고 셋째는 따뜻하고 겸손한 마음(Heart)입니다. 어해용 선생님을 가까이서 볼 때마다, 저는 그가 이 세 가지 조건을 갖추고 있음을 봅니다. 끊임없이 공부하는 의사이며 환자에게는 가까운 친구입니다.

이 책에서 그는 암 치료의 전인적이고 복합적인 치료법을 소개합니다. 보통의 병원에서는 좀처럼 들을 수 없는 귀한 내용입니다. 마음, 운동, 음식의 중요성, 면역력 회복, 비타민과 여러 자연물질을 이용한 치료법 등을 말하고 있습니다. 하나하나마다 중요하고 귀한 글들입니다. 이를 실행에 옮기면 암 치유에 큰 도움을 받을 수 있을 것입니다.

쌓인 지식과 경험을 책을 펴서 나누기는 쉽지 않습니다. 해야겠다고 마음먹기는 쉬우나 실제 글로 옮기기는 어렵습니다. 정성으로 만든 이 책이 좋은 책, 따뜻한 책 그리고 환자들과 의료인들의 길잡이 책이 되기를 기대합니다.

참좋은이비인후과의원장

(前) 비타민 C 암연구회장

김주일

치유의 글 1

나는 살기를 희망한다

"암을 치유하는 데 가장 중요한 것은 마음이다. 수술과 항암, 방사선을 다하고 비타민 주사를 맞고, 음식을 조절한다 해도 30%에 불과하다. 나머지 70%는 마음이다."

2019년 2월 유방암 진단을 받은 후 수술을 앞두고 찾은 힐락의원의 어해용 원장님이 내게 해준 첫 조언이었다. 마음이라니, 이 얼마나 생소한 진단인가? 병을 고치는 데 마음이 중요하다고? 그것도 현대 의학을 전공한 의사의 소견이⋯. 처음에는 그저 환자에게 용기를 주기 위해 하는 이야기려니 생각했다. 하지만 암 진단을 받고 3년의 세월을 보낸 나는 이제 안다. 마음이 70%라는 것은 위안이 아니라 엄연한 사실이라는 점을.

조금은 어리둥절했던 어 원장님과의 첫 대면. 그러나 그의 이야기는 향후 내가 내린 결정들에 흔들리지 않는 지표가 되어주었다. 그것은 '나의 마음을 들여다봐야 한다는 것'과 '누구보다 나 자신이 나의 마음을 알아주어야 한다는 것' 그리하여 '나의 마음을 다독여주고 외로웠을 내 마음속 아이를 안아 주어야 한다는 것'이다.

그렇다고 내가 수술, 항암, 방사선 치료를 받지 않은 것은 아니다. 나는 논란의 여지가 많음에도 여전히 권위를 지키는 현대 의학의 3종 치료를 모두 받았다. 단지 치료를 받으면서도 또한 그 이후에도 나는 '마음이 먼저다'라는 화두를 놓지 않았다.

내가 암 진단을 받고 가장 먼저 한 일은 암에 태명을 지어 준 일이었다. '담담이' 담담이에게 우리 서로 잘 가보자고 이야기했다. 담담이가 내 몸속에서 혼자 커질 때까지 나는 몰랐다. 이제는 담담이를 알아봐 주고 이야기를 들어 주기로 했다.

그다음에는 인생의 우선순위를 바꾸기로 했다. 내 생이 어쩌면 생각보다 훨씬 짧게 남았을지도 모른다고 생각하니 삶의 우선순위가 자연스럽게 정리되었다. 하여 내린 결론이 '하기 싫은 일은 지금 그만두자'와 '하고 싶은 일은 미루지 않고 살자'였다. 내가 사랑하는 사람이 나여야 한다는 것, 나를 우선순위에 두기로 했다.

같이 일하기 싫은 사람들과의 관계 정리하기, 어설프게 착한 사람에서 벗어나서 싫으면 싫다고 이야기하기, 내가 싫은 걸 하지 않아도 나쁜 사람이 되는 건 아니라고 스스로에게 말해주기를 시작했다. 암 환자라는 사실이 의외로 편리한 점도 있어서 사람들과 관계를 정리하거나 "노"라고 이야기하기가 이전보다 훨씬 편했다. 어쩌면 나는 암이 없었어도 정리했어야 할 내 삶의 방식을 암을 전면에 내세우고 나서야 바꿔 나갔는지도 모른다.

'하고 싶은 일은 미루지 않기'도 실천하기로 했다. 막연히 은퇴한 뒤에나 실천하려고 했던 삶의 모습들을 '지금 가지면 왜 안 되나?' 하는 생각이 들었다. 돌아보니 내가 인생에서 가장 행복했던 때는 대학 신입생 시절에 첫사랑을 만났을 때였다. 고민하다가 암환자로 머리가 '빡빡'인 상태에서 첫사랑에게 30년 만에 전화했다. 서울을 벗어나 살고 싶다는 생각도 현실로 옮겼다. 일을 대폭 줄이겠다는 계획도 하나씩 실현해 나가기로 했다. 지금 나는 경기도에 자리한 전원주택에서 첫사랑과 결혼해서 하루하루를 누리며 살고 있다.

나는 암 치료의 과정이 결코 만만하거나 낭만적이라고 말하려는 것이 아니다. 항암은 두렵고, 모든 치료과정은 쉽지 않다. 암 재발에 대한 두려움은 살아있는 동안 존재할 것이다. 생활의 기반을 바꾸는 것 역시 결코 녹록한 일이 아니다. 그래서 더 중요한 것이 '마음'이다.

수술을 앞두고 불안한 마음이 나를 스치던 즈음, 창밖에 내리는 눈을 보며 책을 읽다가 '얼마 만에 가져보는 휴가인가?' 생각하며 즐기기로 했다. 분노와 좌절로 시간을 보내기보다 따스한 고요함 속에서 나의 마음을 다독여주기로 했다.

수술 후 이어진 항암의 기간. 주사를 맞으러 가는 날이면 병원 옥상의 정원에서 햇살을 감상하고 음악도 듣고 일기도 쓰곤 했다. 이 하루의 따스함을 온전히 감사하고 싶었다. 공포의 빨간약이라는 항암 주사가 내 몸으로 들어가는 것을 보면서 "오늘도 잘 해보자. 약과 내 몸의 세포들이 서로 너무 싸우지 않도록 지혜로운 방법을 찾아보자."라고 몸에게 이야기해주었다.

처음 암 진단을 받고 3년이 지났다. 살아온 시간에 대한 후회가, 살아낼 시간에 대한 두려움이 없다면 거짓이리라. 그런 중에도 암이 내게 준 소중한 선물이 있다. 그것은 내가 온 마음을 다하여 지금 이 순간을 살아내리라 결심했다는 것이다.

죽음을 가까이서 느껴보면 비로소 보이는 삶의 의미가 있다. 적어도 나의 암은 '살기 싫다'라는 나의 바람을 세포들이 충실히 따르면서 시작된 것 같다. 처음 유방암 진단을 받았을 때, 어쩌면 '올게 온 건가?' 하는 느낌이 들었다. 막연하게 오랫동안 사는 게 그리 행복하지 않았다. 이대로 끝내도 그리 아쉽지 않을 것 같았다. 그러면서 알게 되었다. 살기 싫어하는 나의 마음이 내 몸속 세포들의 변형을 일으킨 것임을.

이제 나는 살기를 희망한다. 나의 세포들에게도 더이상 내가 이 삶을 끝내고 싶어 하지 않는다고, 이번 생을 행복한 축복으로 살아내기로 했다고 이야기해준다. 하여 나는 왼쪽 가슴을 잃고 세상을 따스하게 볼 수 있는 다른 가슴을 얻게 되기를 희망한다. 세상을 조금쯤 더불어 품을 수 있는 넉넉한 가슴을 얻게 되기를 소망한다.

눈을 들면 초록의 산들이 풍경처럼 다가서는 우리 집 거실에 앉아 고즈넉한 저녁 시간을 보내면서 남편과 이야기한다. 우리 이대로 소멸해도 행복할 것 같다고.

암 진단을 받고 나면 모든 것들이 아스라해지는 순간이 온다. 그때 내가 힐락의원에서 만난 것은 나의 마음이었고 삶에 대한 의지였다. 지면을 빌려 어해용 원장님께 깊은 감사를 드린다.

치유의 글 2

비타민 치료가 항암의 고통을 덜어주었다

저는 대장암 폐 전이 4기 환자입니다.

미국에서 2015년 여름에 암 진단을 받았고, 1년 후인 2016년 가을에 폐 전이를 발견했으며, 그해 11월부터 표적항암제 약물치료를 시작했고, 현재 34차 항암을 진행하고 있습니다.

2017년 여름에 가족과 지인들을 만나기 위해서 서울에 잠깐 들어오게 되면서 그동안 미국에서 인터넷상으로만 궁금하게 여기던 자연 식이 치유요법, 방사선 중입자 치료, 비타민 고농도 정맥주사 요법 등을 알아보았습니다. 그 결과 현재 저는 항암제 치료와 비타민 고농도 정맥주사 요법을 병행하고 있습니다.

비타민 고농도 정맥주사 요법을 시행하는 병원을 검색하여 면담하고, 치료를 받고 있는 환자분과 가족을 만나 대화를 나눈 뒤, 제가 알게 된 사실 중 주요한 몇 가지를 적어보면 다음과 같습니다.

첫째, 비타민 고농도 정맥주사 요법은 상당히 안전한 치료 방법이다. 둘째, 부작용이 거의 없다. 셋째, 암 환자의 기력과 입맛을 되살려 정상적인 일상생활이 가능하도록 도와준다. 넷째, 치료과정이 의학적으로 위생적이고 합리적이다. 다섯째, 비용부담이 크지 않다.

그후 저는 가족 및 지인들과 상의 후 빠르게 결정을 내리고 집에서 가장 가까운 강남 힐락의원을 방문하고 어해용 원장님과 면담 후에 바로 비타민 고농도 정맥주사를 맞기 시작했습니다.

2017년 9월 말부터 2018년 2월까지 치료를 받으면서 느낀 점은 "IVC(비타민 고농도 정맥주사) 요법은 선순환의 효과가 있다."라는 것입니다.

저의 경우, 일주일에 2번 정도 비타민 고농도 정맥주사 요법 치료를 받습니다. 치료 후에는 이전 주에 항암제 치료로 확 떨어진 기력과 입맛이 확실하게 되살아납니다. 힘을 얻으니 식사량도 늘고 산책이나 요가, PT 운동, 지인과의 만남 등을 즐겁게 실행할 수 있는 기운과 활력이 생깁니다. 그렇게 일주일을 지내면 다시 몸무게가 늘고, 근력과 기력이 늘고, 긍정적인 생각이 올라와서 활기차게 일상생활 수행할 수 있게 됩니다. 물론 다음 항암제 치료도 훨씬 수월하게 별다른 부작용 없이 받게 됩니다. 이것이 한 사이클입니다. 이같은 일련의 과정을 반복하자, 시간이 흐를수록 더 건강하고 즐거운 일상을 영위하게 되었습니다. 저는 이것을 '선순환 효과'라고 합니다.

제가 이 글을 쓰는 이유는 암으로 인해 일상생활이 힘들고 지친 분들께 조금이나마 제 경험에 근거해 도움을 드리기 위해서입니다. 저는 가끔씩 이런 생각을 했습니다. '만약 내가 좀 더 일찍, 암을 진단받은 초기에 비타민 고농도 정맥주사 요법을 받았더라면 그렇게 오랜 시간 동안 항암을 받으며 힘들게 자리에 누워만 있지는 않았을 텐데…' 하고 말입니다.

치유의 글 3

평범한 일상을 되찾게 해준 비타민 치료

내 나이 마흔 초반, 갑작스레 찾아온 갑상선암 수술 후 꾸준히 우측 마비감이 있었다. 그러나 다행히 검사상 질병 진단은 나오지 않았다. 통합과정으로 좋아지겠거니 기대했는데 좀처럼 사라지지 않았다. 장기적으로 여유를 두고 진행하되 전문가의 도움을 받는 것이 좋겠다고 판단했다. 마침 그때 어해용 원장님의 개원 소식을 듣게 됐고, '이 분이라면 혹시 내가 경험하고 있는 통합과정을 이해해주시고 나에게 맞는 처방을 해주시지 않을까?' 하는 기대감으로 원장님의 도움을 받기 시작했다. 원장님의 처방은 세심했다. 그리고 기대 이상이었다.

원장님과 처음 상담을 하고 수액 치료를 받으며 원장님께서 알려주신 간단한 방법들을 집에서 실천했다. 이후 약 2주간의 변화는 참으로 나를 평범하게 만들어주었고, 그래서 내게 더욱 특별했다. 아무렇지 않게 편히 숨을 쉬고, 입맛이 돌고, 시장기를 느끼고, 음식을 먹고, 먹은 음식이 자연스레 소화되고, 편히 잠들고, 아침에 개운하게 일어나고, 가족들을 위해 음식을 준비하고, 원하는 날에 누군가와 만날 약속을 했다. 이런 평범한 일상을 얼마 만에 경험하는 건지…. 기억에서도 지워진 평범한 일상이었다.

당장 내 몸에 필요한 영양 공급만 받아도 덜 불안하고 감사하겠다는 기대를 품고 찾아간 병원에서 심적 지지, 정확한 처방, 분명한 효과까지 볼 줄은 미처 몰랐기에 감탄할 수밖에 없었다. 2개월여를 매주 이틀씩 원장님께 도움을 받았다. 이때 경험하고 느낀 것들을 정리해서 기록할까 하다가, 이것이 누군가에게는 당연히 요구할 빌미가 되어 원장님께 부담이 될 것 같아서 참기로 했다. 대신 원장님께서 지나가는 말로 하셨던 이야기를 통해 내가 느낀 어해용 원장님에 대해 표현해볼까 한다.

거인의 어깨. 원장님이 뜬금없이 하셨던 말씀이다. 말씀인즉, 거인의 어깨에 올라타서 모든 것을 볼 수 있는 능력이 있었으면 하고 바란다고 하셨다. 나같이 작은 사람이 원장님의 짧은 표현에 담긴 모든 의미를 파악할 수는 없겠지만, 치료자의 간절한 바람을 느낄 수 있었다. 보이는 세상과 보이지 않지만 존재하는 세상을 더 넓고 크고 깊게 알고 싶다는 의미로 느껴졌고, 그렇게 알게 된 것들을 환자들을 위해 해주고 싶다는 바람인 것 같았다. 그런데 원장님께서 병원 내에서 환자들과 간호사 선생님들을 대하는 모습을 보고선, 이미 그 일을 하고 계시지만 '스스로 소인으로 착각하는 거인이시다'라는 생각이 들었다.

내 경험상 '거인'을 알아볼 수 있는 기준은 외형이 아니라 행동에 있다. 거인은 자신이 거인인지 모를 수 있으나 소인들이 다칠까 봐 무의식적으로 매사 조심스럽게 움직인다. 그리고 소인들을 위해 기꺼이 허리를 숙이고 무릎을 꿇는다. 스스로 불편한 자세를 취하는 이유는 오직 소인들의 눈높이에 맞추기 위해서이고 소인들을 섬기기 위해서다. 거인들만 사는 동네에서 태어나 자란 거인은 자신이 거인인지 모를 수도 있다. 내가 살아오면서 만났던 거인들은 거의 본인이 거인인지 모르는 분들이었다. 모두 겸손하고 자신이 거인인지 모르고 살고 있지만, 그분들의 영향은 지금도 곳곳에 미치고 있다. 나는 그 거인의 느낌을 어해용 원장님의 섬김과 헌신을 보며 또다시 느끼고 있다.

　어쩌다가 이렇게 기회가 주어져 원장님의 책 끄트머리 어디쯤에라도 원장님의 섬김과 헌신으로 도움을 받고 살아가는 작은 사람이 있노라고 감사한 마음을 남길 수 있어서 기쁘다.

머리말

누군가의 물음에 답하듯
치유의 실제를 이야기하다

아픈 사람을 보며 산다.

지식으로서 질환을 공부하고, 업으로서 질병이 있는 사람을 진료하고 치료한다. 30여 년 전 의사 역할을 시작할 때에는 감염에 의한 질환을 다루고, 다친 상처 등을 소독하고, 고혈압이나 당뇨병 약을 처방하였다. 이는 비교적 명쾌하고 단순하고 기계적인 작업이다. 질병이 눈에 확연히 보이고 치료에 대한 반응과 변화를 눈으로 확인할 수 있어서 결과에 대한 평가도 단순하고 분명했으며, 나름 재미와 보람도 있었다.

15년 전쯤 좋은 친구의 권유로 영양을 배웠고, 범위와 깊이를 조금씩 확장했다. 적용 범위를 단순한 영양의 결핍에서 만성적인 질환과 자가면역, 암 등으로 옮겨갔고, 영양의 형태도 경구와 주사를 아울렀다. 이 같은 경험과 지식을 바탕으로 몇몇 학회(비타민암학회, 정주의학회, 영양약물의학회, 임상암대사의학회 등)를 만들고 운영하고 그 명멸(明滅)을 경험했다. 그 과정에서 귀한 인연이 있어,

내게 몸과 마음을 맡긴 환자들의 목숨을 담보로 한 치료를 하였고, 그때 치유의 실제가 무엇인지, 그리고 인간이자 의사로서 한계의 이쪽과 저쪽을 보았다.

그러나 어느 순간 능력 밖이라는 부담감과 주제넘은 과욕으로 몸에 무리가 왔다. 견딜 수 없는 통증, 언젠가 내 환자들이 겪으며 묵묵히 온몸으로 받아냈을, 분명하고 단 한 발짝도 피해갈 수 없는 불면의 새벽을 7일간 보았다. 진료실에서 환자에게 주제넘게 충고했던 말들이 화살이 되어 내게 되돌아왔다. 그렇게 타의를 위장한 자의로 모든 일을 중단하고 먼 이국땅의 땡볕 아래를 걸었다.

산티아고 순례길. 그 끝에는 길을 잃고 길 위에 있는 이들을 위한 작은 성당이 있었고, 그 공간은 지난 길에서 무엇을 보았는지, 무엇이 내 안에서 변화했는지 물었다. 쓰다듬듯 그러나 피할 수 없는 칼날처럼.

그 뒤 환자를 보기가 아픈 사람을 대하기가 어려웠다. 그들에게 무언가를 해줄 자신이 없어서 병원을 접었다. 그러나 예상과는 다른 전개가 있어 누군가에게 등 떠밀리듯 거짓말처럼 다시 작은 의원을 열고 빈 진료실에 앉아 있다. 그리고 내가 보고 경험하고 알고 느낀 바를 누군가의 물음에 답하듯 여기에 정리한다.

어해용

차례

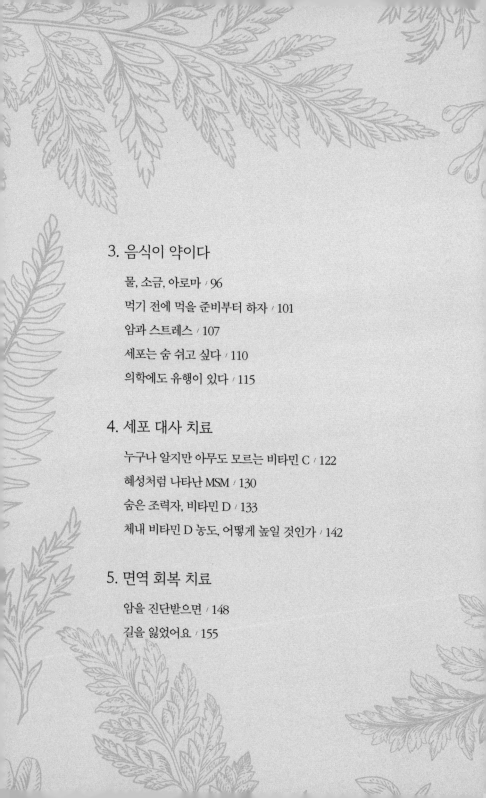

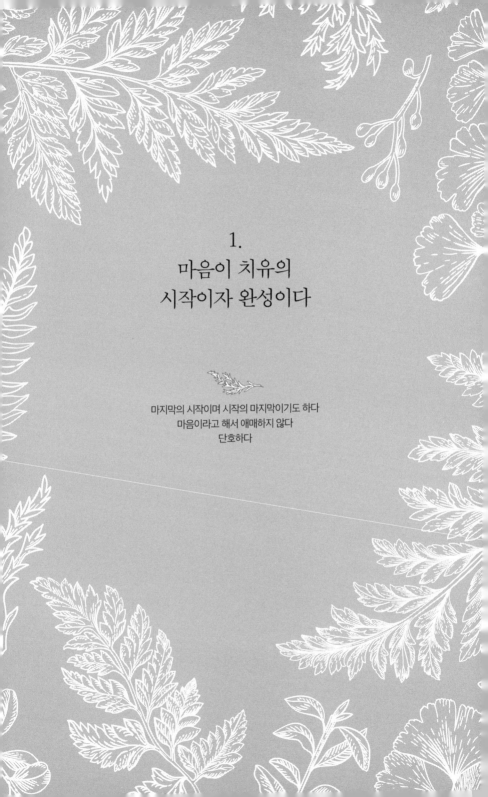

1.
마음이 치유의
시작이자 완성이다

마지막의 시작이며 시작의 마지막이기도 하다
마음이라고 해서 애매하지 않다
단호하다

나을 수 있다는 믿음이
치유의 시작이다

태어날 때부터 아팠던 사람이 있다. 어머니가 그를 임신했을 때에는 피치 못할 사정으로 아이를 낳을 수 없었다. 하여 뱃속 아이를 지우려 옥상에서 뛰어내리기도 하고, 임신중절에 도움이 된다는 독한 약초 달인 물을 들이켰다고 했다. 그러나 생명은 마음 같지 않은 것. 임신은 중절되지 않았고, 임신한 지 8개월 만에 태어난 아이는 태중부터 아팠다는 말을 들었다.

자라면서는 생리불순과 갑상샘 기능 장애가 끊이지 않았고, 성장기 이후에는 늘 불면과 우울에 시달렸다. 건강 증진과 갑상샘 기능 향상을 위해 복용하는 한 움큼의 영양제 중 한두 알만 바꿔도 의식을 잃고 응급실에 실려 가야 했다. 그렇게 어른이 되고 결혼을 하여 아이를 낳아 키우던 중 암을 진단받았다.

　대학병원의 여러 진료과에서 수많은 검사를 받았고, 내로라하는 기능의학 전문 의원을 전전하며 모발로 중금속 중독 여부, 타액으로 부신 피질 기능 체크, 소변으로 몸속의 유기산 성분을 파악했다. 그 결과를 바탕으로 각종 호르몬제와 영양제도 복용했다. 심리적 안정과 환기를 위해 신경과 상담과 CST 등 에너지 치료를 병행했으며, 몸의 대사를 바꾸기 위해 케톤 식이도 했다.

　그가 진료를 위해 우리 병원을 처음 방문했을 때 들고 온 검사 기록지, 치료 경과지, 복용하는 약물의 목록은 거의 노트 한 권 분량이었다. 그가 복용한다는 영양제는 최고의 성분과 함량이 담긴, 무엇하나 뺄 것 없는 최고의 조합이었다. 그러나 그는 여전히 커피 한 모금만 마셔도 속이 아프다며 호소했고, 복용하는 약물의 미세한 조절에도 마비가 오거나 어지럼증이 생기는 등 몸의 에너지 균형이 심하게 흔들렸다.

　그를 처음 만났을 때, 시작과 끝이 보이지 않는 거대한 매듭을 마주한 느낌이었다. 어디부터 이야기해야 할지, 무엇부터 정리해 나가야 할지 판단해야 했다. 그 전에 먼저 극도로 쇠약한 몸의 기력을 회복시키기 위해, 기본적인 비타민 수액과 아미노산 수액으로 치료를 시작했다.

　그렇게 소파에서 주사를 맞는 모습을 보며 문득 내가 가지고 있는 아로마 오일이 떠올랐다. 심리적 환기에 도움이 될 것 같았다.

100여 가지 아로마 오일 중 어떤 것이 적당할까 들여다보던 중, 구석에 놓인 작은 초록색 병이 눈에 들어왔다. 그것을 골라잡고 환자가 누워있는 소파로 다가가 그의 양손 바닥에 한 방울씩 살짝 떨어뜨렸다.

"무언가요?"

다소 시니컬한 눈빛으로 그가 물었다.

"어때요?"

대답 대신 빙긋 웃으며 되물었다.

"뭔지 모르지만, 향이 좋네요."

나는 말 없이 아로마 오일 병을 들어, 뚜껑에 적힌 이름을 보여주었다. 다음 순간, 예상하지 못한 일이 벌어졌다. 아로마의 이름을 본 그의 표정이 무너져 내렸고, 나지막한 탄성을 내뱉으며 울기 시

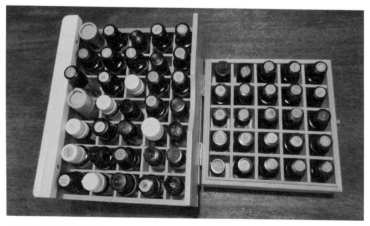

심리적 환기를 위해 사용하는 아로마 오일들

작했다. 나는 당황했고, 그는 무너져내린 바벨탑처럼 한참을 혼자 흐느꼈다.

초록색 병에 쓰여 있는 아로마 오일의 이름은 '용서'였다. 그는 무엇을 용서하지 못했을까? 자신을 병약하게 낳은 부모였을까? 자신을 돈벌이 대상으로 생각하고 무책임하게 검사와 약 처방만 하던 수많은 치료자였을까? 수많은 병원과 치료 시설을 전전했지만, 정작 정말로 낫고 싶은 의지가 없었던 자신의 무의식이었을까?

암을 비롯한 만성질환을 진단받으면, 처음에는 본인도 놀라고 주위에서도 무심했던 시간이 미안해 치료를 위해 열심히 함께 노력한다. 해법을 찾아 검색창에 밤새 검색도 하고, 카페와 블로그, 유튜브를 뒤져서 마치 보상이라도 하듯 최고의 제품이라는 것들을 찾아 구입한다. 200만 원이 넘는 착즙기도 사고, 수백만 원을 들여 일본산 옥장판과 팔찌도 사고, 울릉도 절벽에서 채취했다는 약초도 먹어보고, 미국의 지인에게 부탁해 컨테이너를 가득 채울 분량의 영양제를 들여오기도 한다. 가족들은 병원의 자그마한 보호자용 침대에서 쪽잠을 자며 그를 지킨다.

그러나 치료의 기간이 길어지고 노력에 비해 경과마저 좋지 않으면, 조금씩 서로 지쳐간다. 썩 친절하지 않은 의료진, 재발과 전이, 점점 커지는 경제적인 지출까지. 상황이 나빠질수록 좌절을 맛보고, 제도와 현실의 한계에 분노한다. 어느 누가 마르지 않는 샘물처럼 우리에게 삶의 희망과 활력을 줄 수 있을까?

젊고 몸이 건강할 때는 아픈 사람이 잘 이해되지 않는다. 늙은 사람의 시린 무릎, 어깨결림, 점점 보이지 않는 눈과 들리지 않는 귀가 그저 먼 나라의 일만 같다.

그때는 그 말이 위로인 줄 알았어요

병의 치료를 위해 나를 찾아왔던 환자 한 분이 생각난다. 50대 중반의 나이에 성격이 무척 활달하고 시원시원한 미모의 여인이었다. 그녀 자신의 노력으로 알토란 같은 수출업체 회사를 일구었고, 큰 성장을 위해 변화와 결정을 앞둔 시점에 유방암을 진단받았다. 그녀는 사업가답게 자신이 할 수 있는 선택이 무엇인지 빠르고 정확하게 찾아보고 옥석을 가려 결단력 있게 실행했다. 그리고 그 과정에서 나를 찾아왔다.

그녀가 원한 것은 기존 병원 치료 이외의 근본적인 부분에 관한 것이었다. 무슨 말을 해도 그 의미를 잘 파악하고 이해하는 그였기에, 나는 평소 초진 때는 다 말하지 못하던 꽤 깊고 많은 이야기를 허심탄회하게 꺼내 설명했고, 그는 총명한 눈빛으로 경청했다. 이후 그가 내린 선택은 논리적이고 합리적이었으며, 공격적이면서도 분명했다.

일단 손으로 만져지는 종양 덩어리는 외과적 절제를 하였으며, 이후 몇 번의 항암과 방사선 치료를 병행했다. 그와 동시에 암의 근본적인 원인을 파악하고, 재발을 방지하기 위해 고용량 비타민 C 주사 등을 실시했다. 그는 씩씩하게 주변을 정리하고 회사도 확장해 나갔다. 다행히 수술 후 회복이 빨랐고, 항암 부작용도 거의 없었다. 늘 유쾌하고 신이 난 얼굴로 진료실을 찾아와서 "원장님, 나 잘하지요." 하며 인사하곤 했다.

그러던 중, 나는 안식년을 보내기 위해 병원을 정리하고 순례길을 떠났다. 이후 예기치 못한 상황이 전개되었고, 우여곡절 끝에 1년 반 만인 2021년 초여름에 새로운 장소에서 새롭게 개원했다. 개원 후 첫 달은 정식 공연을 앞둔 뮤지컬 배우처럼, 드라이 리허설 하듯 아는 분들 중심으로 하루 한두 분을 진료하며 지냈다. 그때 어떻게 알았는지, 마치 어제 만난 사람처럼 그녀가 병원에 나타났다. 진단 기수도 그렇고, 시간이 좀 지난 터라 상태가 궁금했는데, 정말 씩씩하게 잘살고 있었다.

"원장님, 저 양평에서 텃밭 가꾸며 지내요. 일주일에 두 번 출근하고요. 회사도 거의 넘겼어요, 하루하루 축제처럼 살아요. 오늘 소멸해도 미련 없이 그렇게 살고 있어요. 그때 원장님이 해준 말들, 저는 위로라고 생각했어요. 하지만 지금은 그 말이 사실이라는 걸 매일 매일 실감하며 살고 있어요."

그의 말을 들으며 생각했다.

'아, 고마워라, 그때 내가 완전히 틀리지는 않았구나. 그동안의 노력이 무의미하지는 않았어. 정말 고마운 일이다. 나도 제대로 모르면서 글로 익혀 전했던 말들, 막연히 꺼내놓았던 말들이 진실이 었구나. 그 말들을 이 분이 몸소 증명하고, 그로부터 다시 확인하고 배우는구나.'

몸으로 소리를 내면
몸이 편안해진다

핸드폰의 세세한 기능을 모두 알고 사용하는 사람이 얼마나 있을까? 처음 새 핸드폰을 샀을 때, 상자 안에 들어있는 두툼한 설명서를 보면, 정말 별의별 기능이 다 있다는 생각이 든다. 그러나 막상 사용하다 보면, 그저 전화를 걸고 받고 수준으로 단순하게 쓰게 된다. 그러다가 가끔 필요해서 설명서를 들여다보면, 또 한 번 신기하고 놀라운 기능이 많다는 걸 깨닫는다. 사람이 만든 작은 기계가 그러한데, 하물며 만물의 영장이라는 사람의 몸은 그 주인이 상상도 못 하는 많은 기능과 조화가 숨어 있다.

그 몸의 사용법에 대해 오래전부터 지혜로운 이들이 경험과 수행으로 알아내고 정리한 내용이 여러 가지 수행의 형태로 전수되고 있다. 우리에게 휴대폰의 설계도가 없어도 사용할 수 있듯이, 잘 정리된 우리 몸 사용법을 감사하며 따르면 수많은 혜택과 새로운 가능성을 체험하게 된다. 비록 당장 완벽하게 이해하거나 과학이라는 제한적인 시야로 볼 수 있는 것은 아니지만, 해보지 않을 이유가 있을까? 먼 나라에 가서 수억 원짜리 치료를 받으라는 것도 아니고, 몇천만 원짜리 옥장판이며 게르마늄 팔찌를 해보라는 것도 아니다. 지금 여기, 앉아 있는 그 자리에서 자신의 몸과 마음을 바꿀 수 있는 방편이 있는데, 주저할 이유가 있을까?

치유란 궁극적으로 지식의 습득이 아닌 수행을 통해 완성된다. 치료를 목적으로 한 보조식품, 기구 등이 있지만, 정작 치료를 행복한 치유로 완성하는 것은 자신의 마음이다. 진정으로 치유를 기쁘게 믿고 바라는 마음, 막연하지 않은 구체적인 확신 말이다. 이를 위한 명쾌하고 단순한 정리가 이미 되어 있으니, 몸이 낫기를 바란다면 하지 않을 이유가 없다.

여기, 하고 나면 마음이 정리되고 두려움이 사라지는 방법 몇 가지를 이야기한다. 오늘 이 순간에 감사하며 온전해지는 방법이다.

하나. 몸을 악기 삼아 소리를 내보자

사람의 발성 기관인 목청 없이도 낼 수 있는 소리가 3가지 정도 있다. '아' '오' '옴' 이는 목청으로 내는 소리가 아니라 몸을 울려서 내는 진동이며 파동이자 에너지다. 이 울림은 몸에 깃든 불안한 기억과 감정을 털어내고, 우리 몸의 위아래 좌우를 순환시키며, 우리를 둘러싼 공간과 우주의 조화와 합일을 도모한다. 이 세 음을 동사형으로 바꾸면 어미(語尾)에 '-en'을 붙여 '아멘(Amen)'이 된다.

─────── **하는법**

정갈한 공간에서 가부좌하거나 의자에 반듯이 앉는다.

허리를 펴고 고개를 허리와 일직선이 되게 한다.

양 손바닥이 하늘을 향하게 하여 양 무릎에 놓는다.

눈은 가볍게 감는다.

숨을 세 번 되도록 길게 쉬되, 숨이 차지 않는 범위에서 쉰다.

(첫 번째는 이완하고, 두 번째는 좀 더 이완하며 어깨를 내려놓고, 세 번째에는 온몸을 바닥에 떨어뜨린다.)

아 : 입을 크고 동그랗게 한다. 숨이 차지 않는 범위 안에서 길게 들이쉬고 내쉰다. 소리를 내는 것이 아니라, 몸을 울린다는 느낌으로 한다. 의식은 배꼽 1cm 아래쯤에 두고 장중한 음을 흔들리지 않게, 높낮이도 일정하게 낸다.

오 : 처음과 마찬가지로 입을 크고 동그랗게 한다. 의식은 명치 1cm 아래에 두고 숨이 차지 않는 범위 안에서 몸이 울리는 것을 느끼며 길게 들이쉬고 내쉰다.

옴 : 입을 다문 채 목젖 아래 양 쇄골이 만나는 오목한 곳에 의식을 두고 양 턱관절이 울리는 것을 느끼며 진동이 어디로 퍼지는 의식하며 길

게 들이쉬고 내쉰다.

처음 시작은 아, 오, 옴을 각각 7번씩 한다. 익숙해지면, 세 음을 이어서 "아~오~옴"으로 각각 음의 길이를 동일하게 하여 7분까지 한다.

둘. 치유의 힘이 입증된 문구의 낭독

내가 중학생 때 일이다. 박정희 대통령이 서거했다는 3단짜리 호외가 날아들었다. 그 주에 내가 다니던 중학교는 주말 특활을 시작했다. 나는 종교적인 이유가 아닌, 담당 선생님의 나긋함이 좋아서 성경 공부반을 들었다. 생각보다 지루했던 시간 중에 가슴에 와닿는 이야기가 있었다. 신이라는 존재가 있어서, 내가 무엇을 구하기 전에 내게 필요한 것이 무엇인지 알고 있는 신통(神通)이 있다는 이야기였다.

성경 선생님은 단호하게 말씀하셨다. "그러므로 너희는 다만 이렇게 기도하라. 하늘에 계신 우리 아버지, 나라에 임하옵시며, 뜻이 하늘에서 이루어진 바와 같이 땅에서도 이루어지이다. 오늘 우리에게 필요한 양식을 주시고, 우리가 우리에게 잘못한 이를 용서하듯이 우리의 잘못을 용서하시고, 우리를 유혹에 빠지지 않게 하시고, 악에서 구하소서. 아멘."

그랬다. 주기도문이다. 그 이후 나는 중요한 일이 있을 앞두고 있을 때나, 바라는 바가 있을 때마다 주기도문을 외웠다. 특히 시험 시간에 감독 선생님이 시험지를 나눠줄 테니 꼼짝 말고 가만히 있으라고 할 때마다 딱히 할 수 있는 것도 없고 해서 혼자 조용히 이 구절을 외웠다. 시간도 딱 맞고 왠지 마음도 차분해져서 든든하고 좋았다.

경(經)은 성경이나 불경, 사서삼경처럼 오랜 시간을 거치며 정제된 글을 말한다. 이 중 일부는 사람의 이해를 넘어선 존재가 인간을 위해 공간에 새긴 것으로, 구구한 암송을 통해 전해지고 승화된 내용이다. 그중에 의학적인 관찰로 그 효과가 입증된 내용이 있다. 이 문구를 외거나 필사하는 것만으로도 화학적인 효과를 넘어 심리적인 안정, 수면의 질 향상 등 신체적인 치료 효과가 나타난다.

그중 대표적인 것이 성경의 몇 구절이다. 특히 빌립보서 4장 6~7절과 시편 94장 19절이 대표적이다. 이러한 독경이나 필사는 건강할 때는 무미건조하고 지루하기까지 하지만, 몸과 마음이 아플 때는 전달되는 힘이 느껴진다.

빌립보서 4:6-7
아무것도 염려하지 말고 오직 모든 일에 기도와 간구로 너희 구할 것을 감사함으로 하나님께 아뢰라. 그리하면 모든 지각에 뛰어난 하나님의 평강이 그리스도 예수 안에서 너희 마음과 생각을 지키시리라

시편 94:19
내 속에 생각이 많을 때 주의 위안이 내 영혼을 즐겁게 하시나이다

만약 종교적인 이유로 거부감이 든다면 본인의 마음이 움직이는 다른 종교 안에서 찾아도 좋다. 부처는 이 세상 모든 중생을 생로병사의 윤회에서 건져내겠다는 생각으로 이 땅에 왔으며, 불교의 성자인 싯다르타는 쉽고 아름다운 표현으로 다음과 같이 말하였다.

연기(緣起), 즉 모든 것은 연결되어 있어서 내가 있어야 네가 있고, 네가 있어야 내가 있다. 그러므로 마주 보는 모든 것은 거울의 맺힘(相)이다. 네가 없으면 나도 없으니 이것이 바로 무상(無想)이다.

이 얼마나 단순하고 명료한가. 이 아름다운 진리가 산스크리트어에서 중국어로 번역되어 한자로 옮겨졌고, 이 불경이 우리나라에 왔을 때는 거의 알아들을 수 없는 암호가 되었다. 그러나 최근에는 많은 불경이 한글로 잘 번역되어 있다. 그중에서 특히 뒤통수를 한 대 얻어맞은 것처럼, 번쩍 눈이 뜨이는 진리를 담고 있다는 금강반야바라밀경(金剛般若波羅蜜經)은 붓다의 가르침을 제자들이 구전으로 전해 온 것이다.

붓다가 말하기를, 인도의 바라나시 갠지스 강가의 수많은 모래 알만큼 많은 금은보화를 보시하는 것보다 금강반야바라밀경의 사

구게(四句偈)를 읽고 외우고 남에게 전하는 것이 더 많은 복을 짓는 것이라고 했다.

몸속 에너지의 흐름을 조절한다

기원전 마케도니아 왕국을 이룩한 신의 아들 알렉산더 대왕. 천하에 두려울 것 없고 거칠 것 없던 그는 프리기아에서 고르디우스의 매듭(Gordian Knot)을 맞닥뜨린다. 그 누구도 풀지 못한 복잡하게 얽힌 매듭. 예언이 말하기를 "이 매듭을 푸는 자가 아시아를 정복하리라." 했다.

시작도 끝도 보이지 않는 커다란 매듭 덩어리. 알렉산더 대왕은 옆구리에 찬 칼을 꺼내 커다란 반원을 그리며 단칼에 잘라버린다. 쾌도난마. 일상적인 접근으로는 답이 보이지 않는 문제를 번개처럼, 자신만의 간단한 방법으로 풀어버린다.

우리 몸의 다양한 증상들. 원인을 알 수도 없고, 무엇이 먼저인지, 증상의 원인이 무엇인지도 알 수 없는 수많은 증후군. 그 원인을 알기 위해 피를 뽑고, 엑스레이 같은 영상 검사를 하고, 몸 안을 들여다보기 위해 내시경 검사도 한다. 그래도 알 수 없으면 각종 정밀 검사들이 이어진다. 머리카락을 뽑아 중금속 중독 여부를 살펴보고, 소변을 받아서 몸속 유기산 상태를 보고, 침을 뱉어서 부신 기능을 보고, 피를 뽑아서 지연성 알레르기 검사를 한다. 검사 후 특정 소견이 나오면, 그에 상응하는 다양한 처방과 보조식품 등을 복용한다. 그런데 이때 무언가 지속하기 어렵다는 생각, 이게 무언가 하는 자괴감을 느끼는 경우가 많다.

완전하지 않은 과학

의학은 과학에 기초한다. 과학은 상식을 기본으로 한다. 상식은 인식의 범주를 정한다. 상식의 범주 밖은 인식할 수 없기 때문에, 우리는 이를 '상식 밖'이라거나 '비과학' '허구'라 여기고 외면한다. 그러나 상식은 변한다. 문명이 발전하듯, 과학이 정밀해지고 측정의 범위가 넓어지면, 그 위의 의학도 변한다.

1970년대에는 진료실에서 의사가 담배를 권했다. 낙타 그림이 그려진 '카멜' 담배가 목감기에 좋다며 환자에게 권하는 광고가 잡지에 실리기도 했다. 의학 잡지에는 어느 담배가 더 인후통이 좋은지 비교논문이 실리기도 했다.

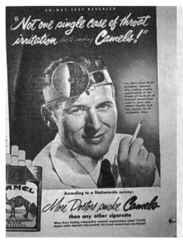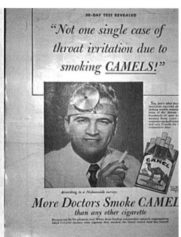

1970년대 의사가 환자에게 담배를 권하는 광고

우리나라도 이 당시에는 교실이나 안방에서 아무 문제 없이 편안하게 담배를 피웠다. 심지어 버스에도 재떨이가 있었다. 지금은 상상조차 못 할 일이지만, 불과 몇십 년 전만 해도 그게 당연했다.

현재의 생물학은 1960년대 프랑스의 생물학자 자크 뤼시앵 모노(Jacques Lucien Monod)가 현미경으로 세포를 들여다보면서 시작되었다. '개체를 이루는 세포를 알면 개체를 알 수 있다(What is true for E.coli must also be true for elephants)'라는 생각으로부터 출발한 야심 찬 시작이었다. 세포를 들여다보고 알았으니, 그 세포가 구성하는 개체의 신비도 세포의 합으로 알 수 있다는 생각이었다. 그러나 오래지 않아 전체는 부분의 단순 합이 아니라는 사실을 알게 된다. 세포의 화학적 반응에 관한 연구는 눈부시게 발전했지만, 이를 기반으로 한 약물들을 환자들에게 투여한 이후에도 암은 계속 변종으로 진화하며 저항하였다.

시각의 확장인 현미경 관찰을 토대로 한 해부학에서는 에너지의 흐름을 볼 수 없다. 그래서 에너지의 흐름이나 경혈 등을 허구로 치부한다. 피를 운반하는 동맥과 정맥, 신경 조직 등은 눈으로 관찰할 수 있지만, 창백한 해부 테이블 어디서도 경혈이나 에너지의 흐름 등을 관찰할 수는 없기 때문이다.

그렇다면 수천 년 동안 중의학과 인도의 아유르베다 등이 말해 온 에너지의 모임과 헤어짐은 정교한 허구일 뿐이란 말인가? 그것이 아직 우리가 확인하지 못한 영역이라 하더라도, 이로움이 확실하다면, 안 할 이유가 무엇인가? 만약 대안도 마땅치 않다면 더욱 안 할 이유가 없지 않은가?

이는 과학적 결벽주의나 신앙적 취향의 문제가 아니다. 불가지론(不可知論)에 관한 철학적 논쟁도 여기서는 잠시 쉬자. 오로지 거인의 어깨 위에 올라서서 담 너머에 있는 무언가를 보고 싶다는 소박한 소망에 기초하자.

우연히 아버지의 서재를 뒤지다가 보물섬 지도를 발견하고 모험을 떠나듯, 수백 년 동안 아무도 그 존재를 몰랐던 뒷마당 깊숙한 곳의 비밀의 화원으로 걸어 들어가듯, 자신의 몸을 믿고 백척간두 허공에서 발을 내딛듯 걸어가 보자.

힐링 코드

사랑하는 아내와 자녀가 오래된 우울증과 만성 피로, 온몸을 파고드는 다발성 통증으로 시달렸지만, 무엇이 원인인지 진단되지도 않고, 고통을 덜어낼 답도 찾을 수 없는 상황이었던 남자 알렉산더 로이드(Alexander Loyd).

답을 구하기 위해 동서양의 수많은 치료법을 찾아다니던 그가 어느 날 먼 여행을 가기 위해 비행기를 타고 이륙하던 중 전화로 살려달라고 절규하는 아내의 목소리를 듣는다. 이제 막 이륙한 8천 미터 상공의 여객기 안에서 그가 할 수 있는 일은 오로지 사랑하는 이들의 치유를 바라며 간절한 마음 하나로 기도하는 것. 그때 그는 가슴에서 샘물처럼 우러나오는 것들을 쏟아내듯이 적어 내려간다. 그때 적은 내용을 정리한 것이 저 유명한『힐링 코드(Healing code)』다.

『힐링 코드』에 정리된 에너지의 흐름을 자극하고 정돈하는 일련의 동작들은 매우 단순하다. 한번 하는 데 5분 정도밖에 걸리지 않고 장비도 필요 없다. 누구에게 피해를 주는 것도 아니며, 언제 어디서든 혼자서 잠시 짬을 내어 할 수 있다. 힐링 코드에서 제시하는 동작은 우리 몸의 순환 장기를 자극하는 단순한 동작으로, 많은 사람들이 이 동작으로 기대 이상의 치유 효과를 보았다. 눈썹 사이, 후두, 뇌하수체 등을 향하는 손동작과 자신에게 말하는 음성으로 몸의 에너지 흐름을 긍정적으로 바꿀 수 있다.

제3의 순환시스템

우리 몸에는 피가 흐른다. 피는 동맥과 정맥이라는 빨대 같은 기다란 관을 타고 흐른다. 심장에서 펌프질하면 동맥을 타고 온몸의 끝까지 가서 모세혈관을 거쳐 조직을 적시고, 다시 정맥을 통해 심장으로 돌아온다. 그 혈관의 길이를 모두 합치면 약 10만 킬로미터다. 대략 지구 두 바퀴 반이나 되는 길이다. 펌프질로 혈액을 내보내는 심장의 운동량은 3kg의 물건을 8천 미터 높이의 에베레스트 정상까지 밀어 올릴 만큼의 압력이라고 한다. 맹물이 아닌 점도가 있는 피를 온몸 구석구석 세포까지 적시고 다시 심장으로 돌아오게 하는 힘은 어디에서 오는가? 여기에는 생물학책에 도식적으로 표현된 심장 근육의 힘 이외의 다른 도움이 있다.

2003년, 서울대 한의학물리연구실 소광섭 교수팀에서 경혈과 경락을 찾는 연구를 하던 중 혈관 내벽에서 지름 $50\mu m$ 이하의 '가늘고 연약하며 투명한 조직'을 발견했다. 이 조직은 한국전쟁 당시 월북하여 평양의과대학 생물학 부교수로 재직한 김봉한 교수의 발견과 관련이 있다.

김봉한 교수는 "경락은 살아있는 사람에게만 존재하고 사람이 죽으면 사라지는 에너지의 통로로 순환계, 림프계와 더불어 우리 몸의 세포를 재생하는 산알(생체활성물질)로 가득 찬 제3의 순환계다."라고 말했다. 김봉한 교수의 발견은 1960년대 초반에 네 편의 논문으로 발표되어 세계적인 주목을 받은 바 있다. 봉한경락계

(Primo Vascular System)라 명명된 이 순환계의 발견은 당시 서양 의학계에서 상상조차 하지 못한 충격적인 발견이었다.

이전에 발견하지 못한 우리 몸속의 시스템이나 조직이 계속 발견되고 있다. 우리 몸에는 현재 시점에서 확인할 수 있는 물리적인 법칙 위에 또 다른 에너지가 모이고 흩어지는 지점이 있으며, 이를 적당한 방법으로 자극하면 에너지 흐름이 바뀌거나 활성화되어 길항(拮抗)이 조절될 수도 있다. 침을 찌르거나, 뜸을 뜨거나, 강력한 자석을 올려두거나, 자신의 손가락으로 두드리는 등의 방법이다. 이 중 하나가 EFT(Emotion Freedom Technique)라는 말과 손을 이용한 침술이다.

EFT

1980년, 미국의 임상 심리학 교수 로저 캘러헌(Roger J. Callahan)은 극심한 물 공포증 환자들을 상담 치료하던 중 우연히 위장 통증을 호소하는 환자의 증상을 완화할 목적으로 자신이 알고 있던 경혈 자리 몇 곳을 손가락으로 두들겼다. 이때 기적처럼 위장 증상과 물 공포증이 함께 사라지는 경험을 하게 된 그는 몸의 특정 부위를 손가락으로 두들겨 치료하는 방식을 발전시켜 정리한다. 이는 TFT(Thought Field Therapy)의 확장형으로 그의 지론인 "모든 부정적 감정이 인체의 에너지 체계에 혼란을 일으킨다. 우리의 해결되지 않은 부정적인 감정이 육체의 고통과 질병을 일으키는 가장 큰 요인이다."라는 생각에 기초하기도 한다.

이후, 보다 체계적으로 정리된 EFT가 한국에도 소개되어 몸에 깃든 감정을 풀어내고 이완하는 기법으로 알려졌다.

이 같은 발견 또는 주장을 '그들만의 리그'로 치부하기 전에, 고통받는 사람들의 처지에서 바라보는 일이 필요하다. 길을 찾는 그들의 마음을 생각하며 학술적 결벽주의와 종교적 순수주의를 잠시 유보하고 싶다. 무엇이든 '도움이 되는 게 없을까?' 하는 생각으로 이 같은 발견과 주장을 바라보자.

몸에 생각이 깃들어 있다. 몸의 에너지 흐름이 적절하지 못하거나 조화롭지 못하면, 부정적인 생각과 의식이 생긴다. 찡그린 얼굴은 몸을 아프게 하고, 아픈 몸은 감정을 변화시킨다. 이때 찌그러진 얼굴을 풀기 위해 근이완제를 먹을까? 생체이용률이 높다는 마그네슘을 주사해볼까? 비타민 B군을 처방하면 어떨까?

잠시만 자세를 바르게 한 다음, 오른팔로 왼팔 몇 군데를 두드리고 몇 마디 말을 자신을 향해 외운 다음 숨을 고르는 것은 어떨까? 이러한 간단하고 명료한 동작으로 긴장감과 감정을 풀어낼 수 있다면 해보지 않을 이유가 무엇인가?

이 몸의 주인은 누구인가

2015년, 강남 한복판의 높다란 유리 빌딩에 병원을 새로 열었다. 어려운 환경과 조건에서 '억' 소리 나는 임대료를 내며 어떻게든 잘해보겠다고 매일 지옥 같은 출퇴근 길을 오갔다. 바늘 하나 들어가지 않을 만큼 각박한 규제와 압박이 있었지만, 그 외중에도 환자 치료만큼은 잘해야겠다는 생각과 싫은 소리 듣지 않겠다는 얄팍한 자존심으로 외줄 타듯 일했다. 다행히 많은 분의 도움과 환자분들의 믿음 덕분에 나름대로 보람있게 진료하며 지냈다.

그러나 몸은 알고 있었다. 평소보다 업무와 진료가 많은 날이면, 알 수 없는 불안감과 가슴 두근거림, 안면홍조, 주위 사람까지 불편하게 하는 짜증과 지침에 나 자신도 어찌할 바를 모를 정도였다.

그러던 어느날, 늦은 야간 진료를 끝낼 즈음, 진료실이 있는 5층 창가에 앉아 작은 창문을 보며 내 몸이 그 틈으로 빠져나갈 수 있는지, 창밖으로 뛰어내릴 수 있을지 가늠하는 자신을 발견하고 소스라치게 놀랐다.

무언가 잘못되었다 싶었다. 이대로는 아닌 것 같았다. 더 놔두었다가는 사고를 칠 것 같았다. 조치가 필요했다. 술, 쇼핑, 골프, 항우울제 처방이 아닌 그 무언가가.

아우토겐 이완

홀린 듯 여기저기 수소문하던 중에 의사 출신으로 독일에서 철학과 문화인류학을 공부한 분이 이완 요법을 가르친다는 이야기를 들었다. '무얼까?' 하는 마음에 반신반의하며 광화문에 자리한 그의 사무실을 방문했다. 딱히 무엇을 믿었다기보다 그저 이끌리듯이. 그렇게 나는 그해 겨울 동안 그 '이완연구소'를 오갔다. '뭐 이완을 연구까지 할까?' 싶은 호기심으로 아우토겐(Autogen)을 배웠다.

단계마다 모든 가능한 상황과 증상에 대해 집착이라 할 만큼 세부적인 부분까지 섬세하고 자세하게 아우토겐을 학습했다. 파란색을 나타내는 형용사가 '푸르다' '푸르르다' '푸르딩딩하다' '푸르스름하다' '푸르죽죽하다'처럼 다양하듯이, 이완하는 과정에서 몸에 나타나는 미세한 느낌의 강도, 위치, 퍼짐, 몸이 이완되어 오는 무게감의 강도와 빈도, 균일감 등의 의미를 하나하나 다뤘다.

'오른팔이 무거워진다'라는 느낌 하나를 일주일동안 익혔다. 아우토겐, '저절로'라는 뜻의 어원인 'auto'에 명사형 어미 'en'이 붙었다. 저절로 이루어진다. 마치 명상과 단전호흡의 독일 버전 같은 느낌이었다. 몇 주에 걸친 수련과 연습, 조정으로 나에게 맞는 주문을 완성했다.

"아우토겐 들어갑니다."

1. 나는 (아주) 편안합니다. 오른팔이 아주 무겁습니다.

2. 나는 (아주) 편안합니다. 오른팔이 아주 따뜻합니다.

3. 나는 (아주) 편안합니다. 숨이 나를 쉽니다.

4. 나는 (아주) 편안합니다. 태양신경총이 따뜻하게 흐릅니다.

5. 나는 (아주) 편안합니다. 이마가 시원합니다.

6. 나는 (아주) 편안합니다. 심장이 말랑말랑합니다. 심장이 작아도 됩니다.

7. 나는 (아주) 편안합니다. (미소) 이제 나는 갠지스강의 아침처럼 자유롭습니다.

"아우토겐 나갑니다."

주먹 쥐고 가슴을 두드리고 기지개를 켜며 눈을 뜹니다.

이것이 나의 증상과 상황에 맞게 조절된 나만의 문구다. 심장에 관한 부분은 강박적이고 권위적이고 업무 지향적인 나의 심장을 쉬게 해주고 괜찮다고 다독이는 부분이다. 심장이 작고 말랑해도 된다는 스스로에 대한 위안과 허락을 담았다. 그리고 내가 경험한 가장 아름답고 평화로운 순간이었던, 이대로 죽어도 좋을 만큼 충만한 순간을 경험한 인도 갠지스 강가의 어느 아침을 상상하면서 만들었다.

이 문장을 하루 한 번씩, 내가 안전하고 보호받는 느낌이 드는 곳에서, 편안한 자세로, 안경도 신발도 벗고 따뜻하게 옷을 걸친 상태에서 문장을 외며 몰입했다. 그럴 때면, 어느 순간 의식과 무의식 중간 어디쯤, 짧은 것 같지만 생각보다 긴 (실제는 약 20여 분이지만 느끼기에는 수 초 정도의) 시간 동안 편안하고 부족함 없는 쉼을 경험한다.

이는 짧은 낮잠 같은 휴식이어서, 아우토겐 이후에는 걱정이 적어지고, 담대해지고, 편안한 상태로 올라선다. 그저 문구를 외며 몸의 느낌과 무게와 따스함에 집중했을 뿐인데 말이다. 어느 정도 익숙해진 뒤로는 지하철의 좌석에 앉아 시도하다가 깜빡 잠이 들 듯 이완되어 고개를 떨구고 코를 고는 나 자신을 느끼기도 했다. 재미있고 신기했다. 온천에 가서 물에 몸을 담그고 두둥실 물의 부력에 몸을 맡기며 시도할 때는 뭐라 표현할 수 없는 편안한 순간을 맛보기도 했다. 훌륭했다. 그것으로 좋았다. 단순하지만 강력했다. 온전하고 쉬웠다.

그렇게 나는 어둡고 긴 터널 같은 겨울을 버텨냈다.

뇌척수로 운동

그 이듬해 여름은 유난히 덥고 힘들었다. 휴가를 떠나 인적없는 절집에서 며칠 쉬고 싶었다. 마땅한 곳을 수배하던 중 소개를 받아 영양의 작은 절에 며칠 숨어들게 되었다. 조용하고 세상과 격을 둔 듯한 분위기였다. 공양간에서 주는 밥을 먹고, 해가 지면 방 한 칸을 차지한 채 잠을 잤다. 해가 뜨면 뒷산을 한 바퀴 도는 호사를 누렸다. 그곳을 관리하는 처사와 함께 두런두런 이야기하며, 산 나무와 죽은 나무를 구별하는 법과 공간을 울리는 호흡법을 배웠다.

서울로 돌아오는 날, 절의 주인인 구선 스님을 만난 것이 인연이 되어, 그 후 1년여 동안 매주 생명의 원리, 이 몸이 어떻게 생겨났는지, 물질의 시작, 오감, 치료 이야기를 보고 들었다.

그중 하나가 뇌척수로 운동이다. 이 몸의 주인이 누구인지, 그를 어떻게 굴복시키는지에 관한 수련법과 손가락 운동으로 뇌의 구조와 기능을 바꿀 수 있는 수련법 등을 배웠다. 오래전부터 있었지만, 아직도 현실에서는 먼 미래의 이야기들. 그중 일부는 외국에서 에너지 치료의 형태로 시도하는, 아주 아무것도 아닌 것은 아닌 듯한 내용이었다.

겉보기에는 매우 정적인 자세이지만 손끝과 발끝에 신경을 집중하여 극단적으로 느리게 의식적으로 근육운동을 하면서, 뇌와 몸의 연결을 연마한다.

1. 반듯이 누워 눈을 감는다. 서 있는 자세 그대로 누워서 발목과 팔목을 직각으로 세우고 양손과 발가락을 뻗는다.

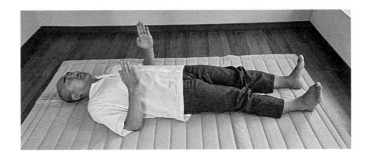

2. 처음 자세 그대로 손끝, 발끝을 아주 천천히 구부린다.

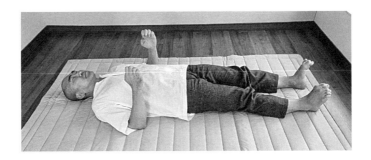

3. 다시 1번 준비 자세로 돌아간다.

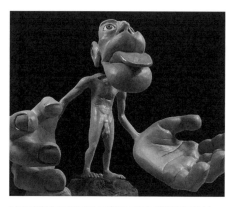
뇌와 감각기관의 연결을 극단적으로 강조한 '호문쿨루스'

하루 2시간 이상 해야 효과가 있다. 오직 손끝과 발끝에 의식을 집중하고 최대한 천천히 구부리는 것이 중요하다. 극단적으로는 손가락, 발가락을 한번 구부리는데 한 시간, 다시 펴는 데 1시간을 들이기도 한다.

호문쿨루스(Homounclus), 라틴어로 작은 사람, 요정이라는 뜻이다. 생각해 보면 이 몸은 뇌를 먹여 살리기 위한 소화기관, 뇌를 옮기고 다닐 팔다리, 뇌의 호흡을 돕는 폐, 뇌를 보호하는 근육으로 이루어져 있다. 사람의 몸을 구성하고 있는 시스템 중 감각을 느끼는 감각기관으로 흡수하는 정보들은 궁극적으로 신경 줄기를 거쳐 뇌에 전달된다. 그 감각을 기초로 뇌는 판단하고, 감정을 입히고, 생각을 얹는다. 뇌척수로 운동은 이러한 견해를 바탕으로 손가락을 자극하여 뇌의 기능과 구조를 바꾸려는 시도이자 수련법이다.

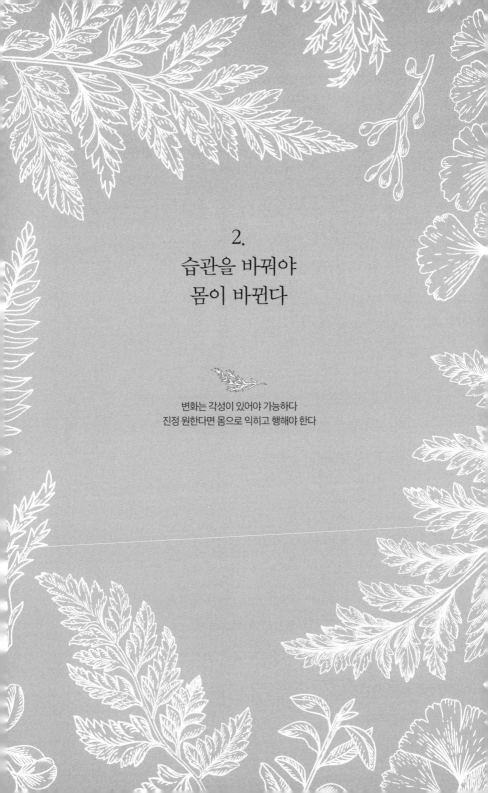

2.
습관을 바꿔야
몸이 바뀐다

변화는 각성이 있어야 가능하다
진정 원한다면 몸으로 익히고 행해야 한다

운동,
지금 해야 내년에도 할 수 있다

온몸의 통증과 호르몬 장애에 암까지 겹친 복잡한 병력으로 내원한 50대 여성이 있었다. 본인의 적극적인 노력과 치료의 합이 잘 맞았는지, 한 달 만에 눈에 띄게 몸이 편해지고 잠도 잘 자고 얼굴색도 맑아졌다.

어느 날 이 분이 자신의 남편을 등 떠밀듯 모시고 왔다. 그녀의 남편은 40대 때부터 몸 이곳저곳 관절통과 복통 등을 앓아왔는데, 다발성 류마티스 관절염과 신경 질환, 고혈압 등으로 여러 가지 약물과 치료를 병행하는 중이었다. 그러나 증상의 호전은 없고 약물에 의한 어지러움과 붓기로 삶의 의욕이 떨어진 상태였다.

"운동은 하십니까?"

"그게 참 젊었을 때는 축구도 하고 그랬는데, 지금은 걷기 운동조차 관절에 무리가 가서 제대로 못 하고 있습니다. 그냥 뭐 집에서 청소하는 정도입니다."

"50대가 되면 몸이 좋아질 기회보다는 나빠질 확률이 훨씬 높습니다. 지금 운동을 못 하면 내년에도 못합니다. 어떻게든 일상 속에서 건강을 지킬 수 있는 효율적 운동법을 찾아야 합니다. 걷기 역시 훌륭한 운동입니다. 그렇지만 걷는다고 해서 근력이나 유연성을 높이기는 어렵습니다. 정신적인 환기의 목적으로는 훌륭하지만, 지금 선생님의 상황에서는 그것만으로 만족할 수 없는 만큼, 목적에 맞게 다른 방법을 찾아야 합니다. 실외에서 하기 어렵다면 실내에서라도 무언가 방법을 찾아야 합니다."

걷기

걷기는 심리적인 환기, 즉 마음을 맑게 하는 데 목적을 두는 것이 좋다. 우울증 환자에게 강아지를 산책시키라는 처방을 내리는 경우가 있는데, 이는 몸의 건강보다 정신적 환기의 목적이 더 크다. 강아지를 데리고 다니면서 최소한의 이완, 즉 마음의 작은 평화를 얻기를 바라는 기대가 섞인 처방이다.

여기서 핵심은 햇빛이다. 영양제와 보조 식품을 반대하는 이들 중에 이런 이야기를 하는 분들이 많다.

"자연이 최고입니다. 비타민 C, D만 해도 그렇습니다. 뭐하러 주사를 맞고 알약으로 된 비타민 보충제를 먹습니까? 자연의 음식과 햇빛에 모두 들어 있는 데 말입니다."

맞는 말이다. 물론 자연의 것이 최고다. 가장 훌륭하고 인체 친화적이다. 그렇지만 현대인의 삶에서 인체에 충분한 정도로 이 물질들을 흡수하고 생성할 수 있을까? 비타민 D만 해도 그렇다. 비타민 D를 자연적으로 생성하려면, 한여름 해가 쨍쨍한 해운대 해수욕장에서 낮 11~1시에 비키니 차림으로 누워있어야만 필요한 최소량을 생성할 수 있다. 가능하기만 하다면 그것이 최선이다. 그렇지만 그럴 수 없다면 부득이하게 식품 형태의 보충제가 필요하다. 또 몸의 비타민 D 요구량과 소모량이 증가하는 특정 상황에 직면했을 때는 흡수율이 좋은 형태의 비타민 D를 섭취하거나, 주사제로 혈중 농도를 높여야 할 필요도 있다.

몸의 정렬

우리 몸은 하나의 잘 만들어진 구조물이다. 구조가 기능을 결정한다는 말이 있는데, 몸의 구조를 이루는 핵심은 뼈대다. 뼈대가 반듯하게 중심을 이루어 균형이 잡혀야 몸을 효율적으로 잘 움직일 수 있다. 만약 뼈대가 균형을 이루지 못하고 허리가 휘어 측만증이 생긴다면, 휘어진 부분을 보상하기 위해 반대 방향으로 몸이 기울어지게 된다. 기울어짐이 점점 심해질수록 피로도가 높아지고 심하면 폐가 눌리거나 신경 이상 반응이 생긴다.

영하 날씨의 한겨울에 자동차에 타면, 잘 걸리지 않는 시동을 애써서 걸고 잠시 차가 부드러워지기를 기다린다. 우리 몸도 마찬가지다. 밤사이 이리저리 뒤척이며 자다가 일어났을 때, 몸의 관절들은 부드러워지기를 기다린다. 윤활을 원한다. 그때 작은 관절부터 큰 관절까지, 손목에서 어깨, 목, 골반과 허리의 이완이 필요하다. 이때 벌떡 일어나 새벽 약수터로 가서 나무에 등을 부딪치기보다, 집 안에서 작은 요가 매트를 깔고 일정한 순서에 따라 온몸을 풀어주면 좋다. 하루가 다르다.

요가 고수들처럼 몸을 비비 꼬는 어려운 동작을 하라는 것이 아니다. 그 옛날 배웠던 국민체조도 좋다. 10분이라도 규칙적이고 지속적으로 하는 것이 중요하다. 처음부터 잘 할 필요도 없다. 그저 최선을 다하자.

중심 근육 단련

근력을 키우는 방법 중에 기구를 쓰지 않는 방법도 많다. 대표적인 것이 간단하면서 중심 근육을 단련하는 방법인 플랭크(Flank) 운동이다. 플랭크 운동은 가능한 시간 동안 팔굽혀펴기와 비슷한 자세를 유지하는 등척성 중심 근육 단련 운동이다. 보기에는 간단하지만, 하는 순간, '이거 장난이 아니구나.' 싶은 생각이 든다. 하루에 1초씩이라도 시간을 늘려보자. 의지만 있다면 할 수 있다.

호흡, 산소 공급과 자율신경의 안정

"무슨 운동을 하시나요?"

"숨쉬기 운동이요."

농담의 소재이기도 한데, 알고 보면 참 어려운 운동이다. 해보면 안다. 숨을 제대로 깊게 쉬는 운동은 생각보다 어렵다. 암세포는 세포를 둘러싸고 있는 세포막의 변성 등으로 산소가 세포 안으로 잘 유입되지 않으면서 발생하기 시작한다. 산소가 유입되지 않으면 에너지 공장인 미토콘드리아의 대사가 저하되는 와버그 효과(Warburg effect)에 의해 유산소 발효가 이루어지는데, 이같은 유산소 발효가 암 유전자의 발현을 유발한다는 것이 후생유전학의 설명이다.

이를 방지하기 위해서는 어떻게든 세포 안까지 산소를 충분히 공급해야 한다. 그 방법이 공기 좋은 산에 가는 것이고, 몸 안으로 숨을 깊게 쉬는 것이다. 세포까지 산소를 공급하는 것이 중요하다. 깊은 호흡을 위한 실질적인 방법이 이른바 복식 호흡이나 단전 호흡이다. 호흡 역시 근육을 쓰는 운동이라, 나이가 들거나 숨 근육의 사용이 적을수록 흉곽이 줄어들고 숨이 얕아진다. 의식적으로라도 숨쉬기 운동을 해야 하는 이유다.

호흡을 다스리는, 즉 길고 깊고 크게 하는 호흡법의 수련은 산소의 공급을 원활하게 하여 몸속 대사가 잘 이루어지도록 하며, 자율신경의 안정과 조화에도 큰 도움이 된다.

47日 호흡

"숨을 크게 쉬세요."

필요성을 알고 나면, 해야겠다는 마음에 그 자리에서 몇 번 크게 들숨과 날숨을 크게 쉰다. 그러나 대부분 그때뿐이다. 깊고 여유로운 숨을 항상 유지하기란 생각보다 훨씬 어렵다. 몇 번 하다가 지치고 잊어버리게 된다.

따라서 호흡법 역시 수련하듯 배우고, 일과처럼 챙겨야 한다. 다행히 이미 많은 이들이 생활 속에서 호흡법을 실천할 수 있도록 잘 정리하고 다듬어 놓았다. 복식호흡, 단전호흡, 뇌호흡 같은 것들이다. '무슨 호흡을 수련까지 해야 할까' 싶을 수도 있는데, 실제로 해보면, 전혀 다른 세계가 있음을 경험할 수 있다. 수련장을 찾아가기가 낯설고 익숙하지 않다면 동양의 복식 호흡을 현대적으로 변형한 4·7·8 호흡법도 괜찮다.

——— 하는법

마음이 평온한 공간에서 편안하고 안정적인 자세를 취한다. 눈을 가볍게 감고 앉거나, 양팔과 다리를 편안하게 벌리고 눕는다. 이때 의식은 배꼽 아래에 둔다.

4 : 숨을 깊게 천천히 들이마시면서 천천히 속으로 1부터 4까지 센다.
7 : 들이쉰 숨을 배와 가슴에 편안하게 품은 다음, 멈춘 상태에서 속으로 1부터 7까지 센다.
8 : 1부터 8까지 속으로 세면서 숨을 천천히 내쉰다.

이 호흡법은 폐에 산소를 충분히 공급해 부교감신경을 안정시킨다. 공급된 산소가 멜라토닌으로 전환되면 불면증 극복에 도움이 되며, 자율신경을 안정화한다.

4·7·8 호흡법은 깊고 여유로운 호흡을 익히는 단순하고 실질적인 방법이다. 잘 유지되고, 그 과정에 몰입하는 즐거움을 알게 되어 다음 단계에 대한 욕심이 생기면 좀 더 진화된 방법을 시도해볼 수 있다.

식사와 호흡의 조절이
깊은 잠을 부른다

잠을 못 자는 사람들이 많다. 심지어 점점 늘고 있다. 잠을 청하려고 불을 끄고 누워보지만, 정리되지 않은 일이나 생각 때문에 의식의 불은 꺼지지 않는다. 꼬리를 무는 생각들로 뒤척이다 보면 어느새 새벽 1시, 2시, 3시. '이러다 날 새겠다' 싶어 자세를 고치다가 발갛게 밝아오는 새벽 창을 보기도 한다.

잠자리에 누워 SNS나 유튜브 등 핸드폰 블루 라이트(blue light) 액정화면을 쳐다보고 있으면 두어 시간쯤은 훌쩍 지나간다. 잠을 잘 자야 낮에 쌓인 피로가 풀리고 면역이 증가한다지만, 잠들고 싶어도 그럴 수가 없으니 아무 소용없는 이야기다.

잠을 청하려고 울타리를 넘는 양을 세다가 천마리가 넘어가기도 하고, 중간에 상사의 얼굴이라도 떠오르는 순간에는 치를 떨며 양 세기를 중단한다.

생각을 말자, 생각을 놓자고 해봐도 그 생각이 생각을 물고 호숫가 잔물결처럼 일파만파 퍼지고 흩어져서 어디쯤을 헤매는지도 모르게 된다. 생각한 대로 생각을 놓을 수만 있다면, 이 세상은 부처로 가득하겠다. 이쯤에서 '뫼비우스의 띠' 같은 악순환을 단칼에 끊는 특단의 조치가 필요하다.

빈속이 뇌를 청소한다

저녁 식사를 마치고 다섯 시간이 지난 뒤에 잠자리에 들자. 늦은 저녁에 포만감이 심한 음식을 먹고 누우면, 밤사이 채 소화되지 못한 음식들이 장에 부담을 유발한다. 헛배가 부르고, 이른바 장 누수 등을 유발하고, 음식의 불완전 연소가 뇌에 부담을 주어 숙면을 방해한다. 항노화의 최고봉은 소박한 음식, 절식, 단식이다. 잠자리에 들 때는 위를 다 비운 후에 들자.

───── 뇌 청소를 하자

• 의학적으로 확인된 사실들

1. 체질량 지수(BMI)가 높은 사람들이 치매에 걸릴 확률이 훨씬 높다.
2. 파킨슨병 환자들은 장내 신경 세포 문제로 변비가 심하며, 장 누수 환

자들에게서 장 세포에서 루이소체 (Lewy body)가 발견된다.

모든 만성질환이 그러하듯이, 건망증, 치매, 알츠하이머, 파킨스병 같은 뇌 신경계 질환을 비롯한 대부분의 인지능력 감퇴 현상도 뇌 신경의 염증이며, 이의 주요 원인 중 하나는 장 속 미생물이다.

장과 뇌는 연결되어 있다. 장내 세균과 뇌세포의 미토콘드리아 대사는 서로 긴밀히 영향을 주고받는다. 그 방법은 혈류와 림프계를 통한 무선 방식과 자율신경 중 장내에 광범위하게 분포한 미주신경을 통한 유선 방식이 있다.

이 두 유무선 방식을 통해 장내 유익균들이 호르몬 신호와 사이토카인(Cytokine)을 뇌세포에 보낸다. 예를 들어, 인지능력 장애가 있는 환자는 장내에 유해균인 전염성 대장균과 독성 대장균(Escherichia), 이질균(Shigella) 등이 많고, 이에 반하여, 항염증성 유익균인 유박테리움 렉탈(Eubacterium rectale)은 부족하다.

• 뇌 청소부

림프계가 우리 몸속 구석구석의 노폐물을 제거하듯이, 뇌에도 이러한 기능을 하는 뇌 청소부(글림프 시스템, Glymphatic system)가 있어, 뇌세포에 쌓인 노폐물을 씻어낸다는 사실이 2013년에 기술되었다. 특이한 것은, 잠을 잘 때 글림프 시스템의 청소 과정이 평소보다 20배 이상 빨라진다는 점이다.

밤에 숙면해야 뇌세포의 렉틴, 지질다당류 등의 독소와 아밀로이드 등의 노폐물이 씻겨나가기 때문에, 아침에 일어났을 때 머리가 상쾌한 느낌이 든다. 즉, 수면 중 글림프 시스템에 많은 양의 혈액공급이 요구되는

데, 이를 위해서는 위장관이 비어 있어야 하며, 가장 이상적인 것은 수면과 마지막 식사와의 간격이 최소한 4시간 이상이어야 한다.

• 뇌를 청소 하고 싶다면?
늦은 저녁까지 야식과 간식을 먹고, 심지어 뱃속 음식이 소화되기 전에 잠자리에 들면, 우리의 장은 밤새 그 음식을 소화하느라 뇌의 글림프 시스템에 혈류를 보낼 여력이 없으며, 그로 인해 뇌의 노폐물이 제거되지 않는다.

따라서 잠자리에 들 때는 위와 대장을 비우는 것이 가장 이상적이며, 실제 생활에서는 일주일에 하루를 뇌 청소의 날로 정하여, 저녁 식사를 굶거나 아예 하루 이상 굶어서 장을 쉬고 뇌를 청소하여 세포가 재활용되는 자가포식 현상을 촉진해보자.

교대호흡

하루를 의미 있고 행복하게 보내면 그날 밤 잠자리에 들 때 마음이 편안하다. 반대로 하루 온종일 같이 숨쉬기도 싫은 사람과 불쾌한 일을 겪으며 시간을 보냈다면 몸은 피곤하고 이대로 하루를 마감하면 뭔가 억울할 것 같은 기분에 괜히 애꿎은 핸드폰을 뒤적이고, 보상하듯 무언가 쇼핑을 하기도 한다. 이럴 때 정리되지 않은 낮의 기억들, 이로 인한 자율신경의 들뜸을 가라앉히기 위해 교대호흡을 해보면 좋다.

───── 하는 법(사진 참조)

1. 조용하고 보호받는 공간에서 좌선하듯 양반다리를 하고 편안하게 앉는다.(사진①)

2. 왼손바닥을 하늘을 향하게 하여 무릎 위에 두고, 오른손은 펴서 2, 3번째 손가락만 구부린다.(사진②)

3. 오른손 엄지로 오른 콧구멍을 막고, 왼 콧구멍으로 숨을 들이쉬고 내쉰다.(사진③)

4. 오른손 약지와 소지로 왼 콧구멍을 막고, 오른 콧구멍으로 숨을 들이쉬고 내쉰다.(사진④)

5. 다시, 오른 엄지로 오른 콧구멍을 막고, 왼 콧구멍으로 숨을 들이쉬고

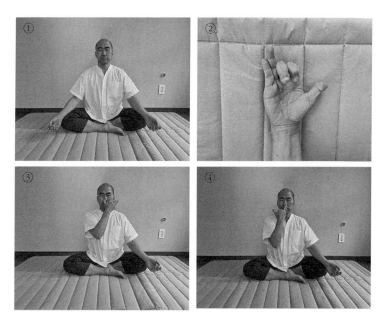

교대호흡 하는 법

내쉰다.(사진⑤)

3분 이상 반복하면 되는데, 처음 시작할 때는 반드시 왼 콧구멍부터 숨을 들이쉬고, 고개는 아래로 숙이지 않는다.

니드라 수면 명상

좀 더 전문적인 도움을 받고 싶다면 전문가에 의해 완성된 방법을 따라가면 좋다. 대표적인 것이 니드라(nidra) 수면 명상이다. 낯선 나라를 현지 가이드의 안내를 받으며 여행하듯, 인도자가 말하는 대로 따라가기만 하면 된다. 그러면 어느 순간 의식과 무의식 중간 즈음에 수면 위의 나뭇잎처럼 두둥실 떠 있는 상태를 경험할 수도 있다. 유튜브 등에서 니드라 수면 명상을 검색하면 다양한 영상을 찾을 수 있다.

──── **하는 법**

1. 적당하고 익숙한 니드라 수면 명상 파일을 확보한다.
2. 안전하고 보호받는 공간에 눕는다.
3. 양팔을 자연스럽게 몸통 옆에 두고 다리는 편안하게 뻗는다.
4. 몸통을 이리저리 움직이면서 편안한 자세를 찾는다.
5. 가능하면 조용한 공간에서 주위 소리를 차단할 수 있는 헤드폰을 사용한다.

6. 숨을 깊게 들이쉬고, 니드라 수면 명상의 음성대로 따라 한다.

잠의 여신 멜라토닌

나이가 들고 노화가 진행될수록 몸 안에 있는 샘, 즉 분비선(分泌腺)이 마른다. 눈을 촉촉하고 윤기 있게 하는 눈물샘, 입안에 들어온 음식을 섞고 소화의 전 단계를 실시하는 침샘, 위로 들어온 음식을 소독하고 잘 소화되도록 발효시키는 췌장과 위점막의 소화효소 샘, 생식기 안의 윤활을 위한 성선(性腺), 뇌 속 한가운데서 몸의 대사와 성장, 호흡과 순환 등을 조절하는 뇌하수체, 송과체 등의 샘이다.

이러한 내분비선들은 나이가 들수록 샘물이 마르듯 분비기능이 떨어지고 호르몬의 양과 질이 저하된다. 눈물샘이 말라서 눈이 뻑뻑해지고, 침샘의 침이 줄어들어서 입안은 마르고 혀가 갈라져 입맛만 쩍쩍 다시게 된다. 위와 췌장의 소화효소를 분비하는 샘들이 마르면, 소화효소가 줄어들어 소화가 잘되지 않는다. 뭘 먹어도 속이 더부룩하고 배만 빵빵해진다. 좋은 음식을 먹어도 뱃속의 유해균들만 좋아하는 장 누수증후군도 흔하다.

우리 몸의 자발적인 리듬과 흐름은 해와 달의 변화를 따른다. 해가 뜨면 몸을 깨우는 호르몬인 세로토닌(serotonin) 등이 뇌하수체에서 분비되어 낮의 활동을 준비한다. 해가 지고 달이 뜨면 송과체에서 멜라토닌(melatonin)이 분비되어 휴식을 준비하는 몸의 상태로 바뀐다.

나이가 들어서 노화가 진행되면, 신경전달물질인 세로토닌과 멜라토닌이 잘 분비되지 않는다. 특히 멜라토닌의 양이 줄어들면서 밤에 잠이 잘 오지 않고, 잠이 든 뒤에도 잘 유지되지 않아서 얕은 선잠을 자다가 먼동이 트기도 전에 깨기 일쑤다.

노화와는 별개로 방사선 치료 등의 화학 치료나 멜라토닌을 만드는 전구물질인 비타민 B군의 결핍이 있으면, 멜라토닌 생성이 감소하여 나이와 상관없이 불면을 겪게 된다.

이 시점에서 궁금한 분들이 있을 것이다.

"나는 멜라토닌을 먹었는데 효과가 없어요."

왜 그럴까? 멜라토닌 자체를 복용하기도 하고, 전구물질을 복용하기도 하는데, 왜 효과가 없을까? 무엇이 잘못되었을까?

"저는 제일 좋은 책으로 공부했는데, 합격하지 못했어요."

이럴 때는 책 그 자체보다는 적절한 공부법이나 공부의 양이 문제가 아닐까 점검해봐야 한다. 멜라토닌도 마찬가지다. 먹었는데 효과가 없는 것이 아니라, 효과를 낼 만큼 충분한 양과 기간이 지켜지지 않았는지 살펴봐야 한다.

멜라토닌을 복용해서 효과를 보려면, 양이 충분해야 한다. 국내에 유통되는 멜라토닌은 그 함유량이 2~5mg 내외다. 실제 유방암 환자 등의 경우, 멜라토닌을 약 20~50mg까지 복용해야 밑 빠진

독처럼 새나가는 메마른 멜라토닌의 샘이 채워지고, 증가된 멜라토닌 요구량을 감당하게 된다. 그때 비로소 잠도 잘 자고, 면역이 증가하여 항암 방사선 후유증도 호전되고, 전반적인 암 치료 효율이 높아진다.

멜라토닌은 즉각적인 효과를 발휘하는 수면제가 아니다. 대개의 수면제는 복용 후 한두 시간 만에 즉각 효과를 볼 수 있지만, 다음 날 낮까지 멍하거나 기운 없는 증상이 있을 수 있다. 그러나 멜라토닌은 천연 수면 호르몬의 자연스러운 작용이기 때문에, 섭취 후 즉각적인 효과는 없지만, 꾸준히 복용하면 수면 유도와 유지가 좋아지는 질적 향상이 있다. 반면 중독이나 리바운드(rebound), 후유증, 다음날 멍한 증상 등은 없다. 천천히 저용량부터 시작한 다음 자신의 반응을 보면서 증량하여 유지하기 바란다.

무엇을 넣을지 보다
무엇을 뺄지부터 생각하자

    암이나 만성 난치병 환자의 경우, 이런저런 경로로 좋다는 음식과 효험이 있다는 영양제, 건강보조 식품, 약초, 식이요법을 전해 듣고 실천한다. 주위에서 추천하기도 하고 보내주기도 하여 먹을 것이 조금씩 늘어가다 보면, 어느 순간 한 번에 섭취하는 양이 한 주먹이 넘고 방과 수납공간이 이런저런 식품으로 가득 찬다. 때로는 위가 가득해 밥을 먹을 여유조차 없게 되기도 하고, 약을 먹고 나서 니글거림으로 인해 입맛을 잃기도 한다.

    이런저런 부분을 차치하고, 그 식품들을 많이 먹은 덕분에 암세포나 염증 세포들을 풍선 터뜨리듯 몸속에서 분리해냈다고 하자. 그것으로 끝나는 것인가? 환자의 간이 독성 물질을 해독해낼 수 있는 능력은 한정되어 있는데, 조직 속 암세포, 염증세포가 괴사해 혈액으로 쏟아져 나온다면 이를 또 어떻게 할 것인가? 또다시 해독을 위해 해독 센터를 찾고, 킬레이션 등의 시술을 받으러 떠날 것인가? 하루하루 일상 속에서 해독을 지속할 수는 없을까?

커피관장

치료를 위해 가장 힘든 것은 인식의 전환이다. 특히, 암 등의 만성질환에 걸렸을 때, 기존의 인식과 해오던 대로의 습관과 관성 안에서는 치료의 한계가 있다. 올바른 방향으로 틀을 벗어나는 특단의 조치가 필요하다.

시행착오를 겪으며 자신의 난치병을 관리하는 잘 정리된 방법을 가진 고수들이 있다. 그들에게 자신이 실천하는 치료법 중 가장 귀하고 효과적인 게 무어냐고 물으면 몇 가지를 담담하게 말한다. 그 중 여러 사람이 이구동성으로 이야기하는 방법이 커피 관장이다. 관장과 커피라는 선입견 때문에 괜히 강권했다가 오해를 받기도 해서 나 역시 예전에는 많이 권하다가 이제는 의지가 있는 분에게만 가끔 권한다.

커피관장은 다른 누구의 손을 빌리지 않고, 내가 내 몸을 해독할 수 있는 단순한 해독법이다. 역사는 오래되었고, 해독 센터나 힐링 센터 등에 가면 해주기도 한다. 외국의 치유 센터에서는 하루 여덟

번까지도 한다. 몇만 원만 투자하면 되니, 몇백만 원짜리 착즙기나 옥장판에 비하면 훨씬 저렴한 수준이다.

커피 관장의 목적은 대장을 특수하게 로스팅한 커피액으로 채워서, 장과 간 사이 혈류를 증가시켜 간의 독성 물질 배출을 촉진하는 것이다. 즉 청소이자 배변 활동이다. 하루 몇 번이나 해야 하느냐는 물음에 대한 대답은 자신의 몸속에 얼마나 많은 독소가 있느냐에 좌우된다. 일단 하루 한 번으로 시작해보자. 하면 어느 순간 그 효과가 무엇인지 체험할 수 있고, 항암이나 방사선 치료로 몸에 독소가 쌓이는 상황이라면, 이후 누가 시키지 않아도 계속 스스로 관장용 커피를 끓이는 자신을 발견하게 된다.

몸 안의 수은, 아말감 제거

우리가 '알아야 할 모든 것은 유치원에서 배웠다'고 한다. 그중 하나가 밥 먹고 양치하기다. 치아에 문제가 생겨서 치과 치료를 받아본 사람이라면 누구나 안다. 치아가 시리기 시작하고 음식물이 끼이는 것을 내버려 두다가 통증이 심해지면 치과에 간다. 그곳에서 저항할 수 없는 자세로 공포감에 휩싸인 채 속절없이 입을 벌리면, 작고 날카로운 드릴이 입안을 오가며 이를 갈아낸다. 날카로운 소리에도 '악' 소리조차 못 내고 목구멍에 차오르는 이물감을 참아내야 한다.

다행히 치료가 잘 끝난 뒤에는 이를 '앙' 물고 다짐한다.

"양치질도 잘하고 치실도 잘 써서 다시는 이 고생 말아야지."

생각대로 계속 잘한다면 얼마나 좋을까? 그러나 시간이 흐르고 이런저런 음식의 유혹에 이끌리다 보면 다시 문제가 생기는 순간이 온다. 이른바 치아우식증이다. 벌레가 먹었다는 것이다. 이를 치료하기 위해서는 썩은 치아 부위를 갈아내고 빈 구멍을 무언가로 채워 넣어야 한다. 그때 사용하는 충전재 중에 사용하기 좋고 저렴한 것이 아말감이다. 아말감은 수은과 합금을 섞어서 만든다. 의료 보험 적용을 받으면 개당 몇천 원의 비용으로 저렴하게 치료를 받을 수 있다.

그런데 이 아말감의 수은 사용에 대한 논란이 있다. 이만큼 저렴하고 사용하기 좋은 재료도 없으며, 수은의 위험성이 과대 포장되었다는 주장이 있는 반면, 입안의 수은 합금에서 조금씩 녹아 나오는 수은이 중독 증상을 유발하여 중추 신경계의 다양한 증상, 예를 들어 손발 저림, 보행 이상, 경련, 정신착란 등의 질환을 유발할 수 있다는 주장이다. 이외에 피부 아토피나 만성 자가 면역 증상을 촉발하는 인자로 작용한다는 것이다.

수은 중독에 대한 유해성을 인식하고 이를 예방하기 위해 생활 속 수은 사용을 줄이기 위해 노력해온 '미나마타(Minamata) 조약' 덕분에 요즈음은 수은이 든 온도계나 램프 등의 사용이 많이 줄어들었다.

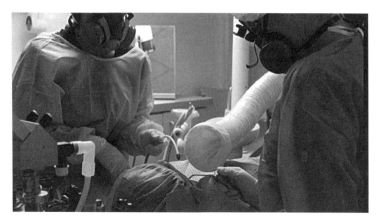
방독면을 쓰고 아말감을 제거하는 의료진

당신의 생각은 어떠한가? 논란이 있기는 하지만, 적어도 암이나 기타 난치성 만성질환이 있는 사람, 이런저런 기능의학적 검사와 치료를 해도 치료 효과가 없는 사람이라면, 먼저 입안의 잠재적 수은 중독 가능성부터 제거하는 것이 좋지 않을까 싶다.

참고로 외국에서는 아말감을 제거하는 의료진의 수은 노출을 예방하기 위해 철저히 장비를 착용한다. 하루에 아말감을 제거하는 수도 제한되어 있다. 한국의 경우, 아말감을 제거하는 치과를 잘 찾아야 한다.

음식, 몸이 필요한 만큼만 먹는다

"당신이 무엇을 먹었는지 말해 달라. 그러면 당신이 어떤 사람인지 알려주겠다."

이 말은 프랑스의 정치가이자 미식가인 브리야 사바랭(Brillat-Savarin)이 『미식 예찬』에서 쓴 유명한 문장이다. 시작은 "네가 먹는 것이 너를 이룬다(What you eat is what you are)."이다. 그 뒤 건강한 식재료나 유기농을 강조하는 슬로건으로 쓰였고, 발전과 왜곡을 거듭하며 확대 재생산되어 건강 보조식품의 판촉 행사에서 자주 사용하는 표현이 되었고, 좋은 음식은 비싼 돈을 내고 많이 먹어도 된다는 위안과 자기변명의 도구가 되었다. 그러나 최근 들어 이의 부작용을 깨닫고 반성하는 분위기가 만들어지면서, 진정한 의미를 되새기자는 사람들이 늘고 있다.

미음 한 숟갈

내가 했던 경험 중에 아직도 선명하게 감동으로 기억되는 순간이 몇 있다. 그중 하나는 15일간의 단식을 끝내고 보식을 시작하는 첫날 아침. 한 모금의 쌀미음을 받아든 순간이다. 긴 공복 후 첫 끼니인지라 허겁지겁 먹을 만도 한데, 오랜만에 먹을 것을 받은 마음에 감사하고 감격하여 한동안 내려다보며 차마 먹지 못했던 순간이었다.

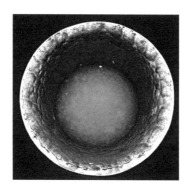

약 10여 년 전, 난생처음 경험 많은 스승의 지휘와 도움으로 15일간 단식을 했다. 첫 5일은 일상의 세 끼 식사 습관을 줄이는 감식(減食), 다음 5일은 본 단식, 이어지는 5일은 보식(補食).

하루 세끼 먹던 일상에서 천천히 하루 2끼, 1끼로 줄였고, 이후

5일간은 사과 주스와 숙변 제거를 위한 허브만 먹으며 지냈다. 활동적인 시기였는데, 일상적인 진료를 계속하면서, 다만 외부 활동과 사람 만나는 일만 삼가며 지냈다. 놀라웠던 점은 처음 며칠만 배고픔이 찾아오고 먹어야 한다는 습관을 떨치기 어려웠을 뿐, 어느 순간부터 썩 기운이 없지도 않고 오히려 먹고 정리할 필요가 없어서 시간적인 여유가 많이 생겼다. 몸이 편안했고 마음이 잠잠해졌다. 그리고 말로만 듣던 그 전설의(?) 숙변을 정말 시원하게 몸밖으로 내보냈다. (그때의 그 증거가 너무 자랑스럽고 신기해서 친한 친구에게 사진을 찍어 보냈다가 입에 담지 못지 못할 욕을 들었다.)

그때 나는 사람에게 많은 음식이 필요하지 않다는 것, 우리가 습관처럼 보상하거나 과시하듯 많이 먹는다는 것, 단식이 몸의 기능과 기운을 차오르게 한다는 사실을 경험했다.

본 단식이 끝나고 드디어 곡기를 다시 시작하는 날 아침, 빈 위장이 놀라지 않도록 묽디 묽은 미음 한 컵을 준비하여 마주한 순간, 다시 먹을 수 있다는 사실이 얼마나 고마운 일인지, 마냥 감격스럽고 신기하여 준비한 미음을 마냥 내려다보았던 기억이 난다.

왜 자꾸 먹으려고만 하는가

암 등의 큰 병을 진단받으면, 사람들은 무엇부터 할까? 놀라움과 슬픔의 폭풍이 휘몰아치고 나면, 그때부터 사람들은 무언가를 검색하기 시작한다. 암에 좋은 음식은 무엇인지, 어떻게 조리해야 하는지, 식단은 어떻게 짜고, 어디서 유기농 식재료를 파는지, 채소주스를 만드는 가성비 좋은 착즙기는 무엇인지 같은 것들이다. 암과 영양에 관한 책만 해도 수천 권이다. 이 책들을 다 읽으면 정답이 나올까? 이 모든 것을 다 해야 할까?

암에 걸렸다고 하면, 주위에서 걱정과 도움을 주고 싶은 마음에 무언가를 해주려 한다. 각자 자신이 아는 범위에서 암에 좋다는 재료를 찾아 정성껏 요리해 보내준다. 그동안 잘 해주지 못했다는 미안함에 비싼 영양제를 잔뜩 사서 보내주기도 한다. 한번은 어느 부잣집 어르신이 암에 걸리자 외국에 있는 가족과 지인들이 세계 최고급 영양제와 식품들을 어렵게 수배해 보내왔는데, 그 양이 컨테이너 하나를 채울 만큼이었다는 이야기를 전해 듣기도 했다. 안타깝게도 그분은 그것들을 다 복용하지는 못했다.

88쪽 사진은 나와 함께 오랫동안 치유의 길을 걷고 있는 분이 하루에 복용하는 영양제다. 하루에 먹는 것들이다. 무식하다고 느껴지는가? 뭐 저렇게까지 먹어야 할까 싶은가? 그분도 처음 진단받았을 때부터 많은 양을 먹은 것은 아니다. 사회복지를 공부하던 분이었는데, 희귀암을 진단받고 나서, 정말 간절히 열심히 알아보고 수행하고 관리하다 보니, 어느 순간 양이 많아졌다고 한다. 하나씩 들여다보면 각각 다 훌륭한 성분이고, 꼭 필요한 것들이며, 제형된 최고의 제품이며, 구하기도 어려운 것들이다.

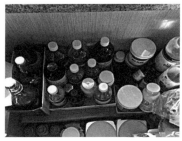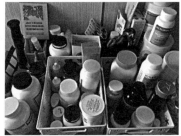

어느 환자가 복용 중인 영양제들

　나에게 진료하러 오는 초진 환자의 50%는 이 정도의 영양제
와 건강 보조식품 등을 복용하고 있다. 이렇게 복용하는데도 불구
하고, 무언가 부족하지 않은지, 불필요한 건 없는지 하는 의구심에
정리와 교정을 문의한다.

　어떤 영양소가 부족한지 모발검사, 중금속 중독검사, 소변 유기
산 검사, 비타민 결핍 검사 등을 하고, 그 결과 수치에 맞추어 영양
제를 수백만 원어치나 먹어도 무언가 의구심이 드는 순간이 있다.
이게 '지속 가능한 일인가?' '자연스러운 일인가?' 하고 말이다.

　나는 어려서 경제적으로 여유가 있는 상황이 아니어서인지 학용
품에 대한 결핍이 있었다. 옆자리 친구가 가진 30색 왕자표 크레
파스 세트에 들어 있는 금색 크레파스가 참 부러웠다. 연필도 볼펜
도 그랬던 것 같다. 이제 어른이 되고 볼펜 살 정도의 여유는 생겼
다. 그러나 어려서 생긴 결핍에 대한 갈증은 채워지지 않는다. 학
회에 참석할 때면 부스에서 나눠주는 볼펜을 참 염치도 주책도 없

이 한주먹씩 집어온다. 힘든 일과를 보내고 나서 가끔 내게 상을 주고 싶을 때는 큰 문구점에 가서, 한 자루에 몇천 원짜리 볼펜을 사는 것이 큰 낙이다. 그렇게 몸에 새겨진 결핍은 깊다.

아버지께서는 늘 당신이 어릴 적 배고팠던 시절을 말씀하시며 눈물짓곤 하셨다. 그 밥상머리의 기억이 음식에 대한 탐욕으로 이어지기도 했다.

산업혁명 이후, 인류는 역사에 없던 음식의 풍요를 누리고 있다. 그런데도 우리 몸 안의 DNA(유전 물질을 뜻하는 Deoxyribo Nucleic Acid가 아닌 Divine Natural Awareness, 즉 선천적인 자각을 뜻한다) 속에는 매머드에게 쫓기던 신석기 시절, 먹을 것이 있을 때 배불리 먹어야 하는 습관이 새겨져 있는 것 같다. 이제 사시사철 과일을 먹을 수 있고, 그렇게 힘들이지 않아도 고기를 먹을 수 있는 상황이 되었는데도 말이다. 잘 먹고 많이 먹고 풍요롭게 먹어야 한다는 강박관념과 '내가 이렇게 잘 먹고 산다'라는 의도가 숨겨진 사진에 '좋아요'가 붙기를 바라는 인정욕구가 겹쳐져 과식의 문화가 되었다.

그러나 질병이 생겼을 때를 생각을 해보자. 이 병이 무얼 못 먹어서 생기는 굶주림의 결과인가? 좋다는 영양제와 음식이 많은데, 그게 자신의 몸에 맞는가? 몸이 그것을 원하는가? 몸이 소화할 수 있는가? 몸이 그것을 해독하여 잘 배출할 수 있는가? 그 일은 지속 가능한가? 일상 속에서 스스로 할 수 있는가?

어떻게 먹으면 될까

암 수술을 하고, 항암이나 방사선 치료를 하면, 잘 먹어야 할 것 같다. 큰 수술을 받고 몸이 축났을 테니 보충해야 한다는 생각이 든다. 항암 방사선을 하면 힘들 테니 잘 먹고 회복해야 한다는 생각도 든다. 그래서 바쁘고 정신없는 대학병원의 외래 시간에 간절하게 물어본다. 3분도 채 되지 않는 진료시간에 '생로병사의 비밀' 100시간을 봐도 답이 없는 섭생에 관한 것들을 물어보면 어떤 답이 가능할까? 무심하게 대답했다고 짜증을 내봐야 자신만 속상하다. 그 의사가 수술을 잘해주었다면 그 부분에서 고마운 분이다. 그게 그분의 역할이다.

날것을 먹으면 안 된다니 항암 전후에 팔뚝만 한 장어를 구워 먹으면 될까? 그러면 그 음식을 소화는 할 수 있을까? 온갖 검사와 시술과 약물 등으로 간이 지치고 위 점막은 헐고 비위도 상한 상태에서 귀하디 귀하다는 천만 원짜리 산삼을 먹어봐야 천만 원짜리 똥만 싸게 된다.

연구에 의하면 항암 방사선 전후의 단기 단식, 소식이 오히려 치료의 효과를 증폭시킨다.

최고의 항노화 방법은 음식의 절제

모든 종교에는 음식에 대한 계율이 있다. 기독교에서는 신과 만나기 위한 단식이 있다. 이슬람교는 한 달가량의 라마단 동안 해가 떠 있는 낮에 음식과 물을 먹지 않는다. 불가(佛家)에서는 일일부작 일일부식(一日不作 一日不食), 즉 일하지 않으면 먹지도 말라고 가르친다. 심지어 어린 조카도 장난감을 갖고자 하는 자신을 증명하기 위해 그 좋아하는 간식 거부 투쟁을 한다.

두려워 마라. 생각보다 굶는 일은 힘들지 않으며, 일상생활에 지장이 없다. 오히려 몸이 가벼워지고 정신이 또렷해진다. 구체적으로 어떤 방법을 할지는 각자의 취향과 선택이다. 이미 잘 정리된 몇몇 방법들을 참조하면 된다.

그중 하나가 FMD(Fasting Mimicking Diet), 즉 단식모방식단이다. 길고 복잡한 학술적 이론에 근거하여, 좀 더 사람들이 쉽게 따라 할 수 있도록 정리한 방법이다. 핵심은 5시간 동안 공복을 지키는 것이다. 일주일에 하루를 굶든지, 주중에 해가 지면 금식을 하든지, 이를 교차하든지 자유자재로 변형해 실천할 수 있다. 핵심은 공복을 느껴보는 것이다. 그리고 소중한 공복을 귀하고 좋은 음식으로 채워보자.

소화할 수 있는 만큼만 먹기

숨만 크게 쉬어도 어지럽고, 어떤 음식을 먹어도 배가 더부룩하고 구역질이 난다고 호소하던 30대 웹디자이너 여성 분의 이야기다.

동네 이비인후과에 찾아가서 검사와 치료를 했지만, 이유가 무엇인지 발견하지 못했다. 병원과 한의원을 전전하며 어지럼증을 호전시켜 보고자 갖은 검사를 한 결과, 뭔가 애매한 전정신경염이라는 진단을 받았다. 역시 좋다는 영양제들을 한 움큼씩 먹고 있지만, 약을 먹으면 머리가 멍해지고 잠을 자도 잔 것 같지 않았다. 작업 능률도 뚝 떨어져서 곧 해고될 것 같은 상황. 사무실은 강남 한복판의 지하 3층이었고, 수십 명이 마스크를 쓴 채 온종일 컴퓨터를 들여다보는 환경이었다.

처음 그녀가 병원 문을 두드렸던 때는 7월이었다. 친구와 쉐어룸에서 지낸다는 그녀는 아침마다 시리얼에 우유를 먹고, 점심은 외식, 점심을 먹고 난 뒤에는 차가운 아이스 아메리카노 한 잔을 마신다고 했다. 모든 걸 차치하고 식후에 더블샷의 커피에 얼음까지 띄운 음료를 먹으면 소화가 될까? 젊은 나이에는 쇠도 씹어 먹는다고 하지만, 적어도 그녀는 아닌 듯했다.

밥을 먹고 소화한다는 일이 얼마나 에너지 소모가 많은 일인지 인식하지 못하는 사람들이 많다. 식사에 담긴 70%의 에너지가 소화 과정에 사용된다. 그나마 뱃속이 소화하기 좋은 환경이고, 소화 효소가 충분하고, 위장에 소화할 시간이 충분해서 먹은 음식이 충분히 에너지로 전환되었을 때의 이야기다. 칼로리만 높고 영양가는 낮은 햄버거나 탄산음료, 신선하지 않은 과일, 채소 등을 먹는다면, 장은 소화에 에너지를 과도하게 쓰는 반면 영양소는 제대로 섭취하지 못하는 상황이 된다. 이런 음식을 먹느니 차라리 한끼 굶는 편이 더 속 편한 일이다.

'밥 먹고 누우면 소 된다'는 말이 있다. 이 말은 노비 등에게 조금이라도 더 일을 시키기 위해, 밥 먹었으면 나가 일하라는 과거형의 삐라다. 그보다는 밥 먹고 바로 누우면 역류성 식도염이 생길 수 있고, 불편한 속이 뇌를 자극해 불면이 될 수 있음을 기억하자. 밥을 먹은 뒤에는 위에서 소화할 시간을 주자. 그리고 소화관의 혈류를 증가시키기 위해 배를 따뜻하게 하자.

3.
음식이 약이다

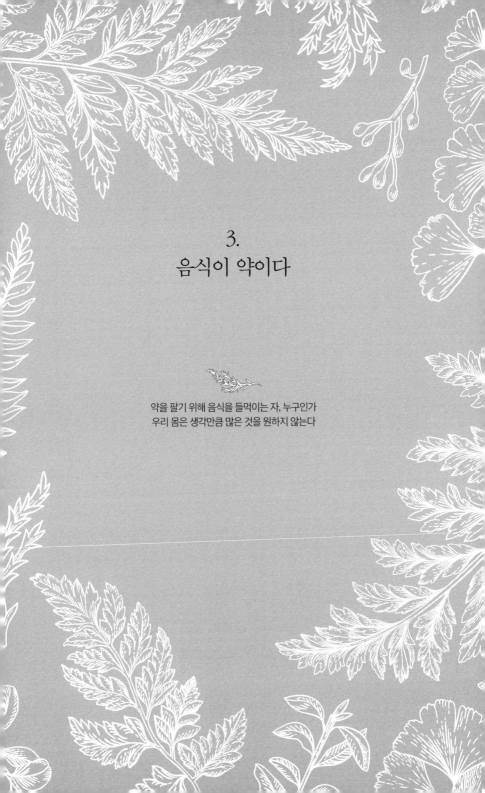

약을 팔기 위해 음식을 들먹이는 자, 누구인가
우리 몸은 생각만큼 많은 것을 원하지 않는다

물, 소금, 아로마

올바른 먹거리나 영양제를 찾아다니다 보면, 어느 순간 매일 마시는 물에 대한 각성이 오는 순간이 있다. 생명 유지를 위해 가장 기본적이고 필수적인 만큼, 유익한 성분이 풍부한 물을 먹어야겠다는 각성이다.

물

세상이 변하고 상식도 변하고 그 위의 과학과 의학도 변한다. 물에 대한 생각도 마찬가지다. 수돗물을 믿을 수 있을까? 정수기를 써야 할까? 플라스틱 생수병에는 미세 플라스틱이 많다는데, 끓여 먹는 게 좋을까? 저 먼 나라 깊은 바다에 파이프를 꽂아서 뽑아낸 해양수에는 특수한 성분이 있다는데, 그게 좋을까? 프랑스 피레네 산록의 작은 마을 루르드의 샘물로 씻으면 불치병도 말끔히 사라진다는 이야기가 전해지면서, 해마다 4백만 명의 순례객들이 줄을 잇는다는 이야기도 들려온다.

불과 30년 전만 해도 사람들은 물을 사 먹는다는 걸 의아하게 생각했다. 그러나 지금은 공기를 사 마신다고 해도 '그런가 보다' 하는 세상이 되었다. 88올림픽 당시 우리나라의 수질을 믿지 못하겠다는 참가자들을 위해 한시적으로 생수가 판매되었고, 이후 1994년에 생수 판매와 관련해 헌법재판소 판결까지 이어지는 해프닝 끝에 일반 판매가 시작되었다. 이후 물에 관한 관심이 커지면서 생수 시장이 비약적으로 성장했고, 이어 정수기가 등장하게 되었다.

건강을 위해 물에 신경을 쓰겠다면, 현실적으로 비용 대비 가장 훌륭한 물은 증류수다. 증류수를 시간에 맞추어 하루 8번, 매 한 컵씩 마시는 게 가장 좋다.

"미네랄 워터가 좋다는데, 어떤가요?"

"사실 기본적으로 빗물이 최선입니다. 빗물은 그 생성과정 자체가 증류수지요. 미네랄이 필요하면 물 한잔에 천일염을 1그램 정도 먹으면 됩니다."

"정수기는 어떻습니까?"

"좋지요. 미네랄 섭취를 위해 역삼투압이면 좋겠네요. 더 잘하고 싶으면 집에서 증류수 만들어 드시면 좋습니다."

증류수까지 만들어 먹어야 하는가 싶다면, 생수든 정수든 집에서 먹는 물을 1리터 정도 받아서 하룻밤을 가만히 둔 다음, 다음 날 아침 침전물이 있는지 살펴보고, 아무것도 없다면 그대로 마셔도 된다. 그래도 무언가 최고의 물을 마시고 싶다면, 중수소감소물(DDW, Deuterium-Depleted Water)을 사 먹으면 된다.

소금

나는 1986년에 의대에 입학했다. 이후 1990년에 레지던트를 할 때, 고혈압의 치료로서 저염식을 해야 한다고 배웠다. 간이 맞지 않아 먹을 수 없을 정도로 철저한 저염식을 치료 식이로 했다. 어찌나 강박적으로 배웠는지 소금에 대한 병적인 공포가 지금도 남아 있다.

그러나 입만 벌려도 입술이 찢어져 피가 날 만큼 심한 성인 아토피 환자가 죽염을 먹고 나서 거짓말처럼 괜찮아지는 모습을 보고, '이건 도대체 뭘까?' 하는 생각이 들었다.

앞서 이야기했지만, 세상이 변하고 상식이 변하고 과학이 변하고 의학이 변한다. 그리고 돈과 관련된 집단의 이익이 마케팅의 마법을 등에 업고 그 시대의 철학으로 반영되는 경우에는 그나마 작은 사실조차도 왜곡되고 제한된다. 햇빛을 차단하는 것이 자외선에 의한 피부 손상을 줄인다는 작은 사실 하나로 자외선 차단제를 팔기 위한 광고와 홍보가 넘쳐난다. 햇빛이 건강을 위해 필수적인데도 불구하고 햇빛이 좋다고 말해서 득을 보는 사람이 없으니, 애써 붙들고 말하는 이가 적고 이를 알 기회도 줄어든다.

짜게 먹지 말라는 이유는, 정확하게는 소금 속의 나트륨 과다 섭취에 의한 혈중 오스몰 증가에 의한 혈압 상승을 경계해야 한다는 의미다. 그러나 천일염 등에는 염화나트륨 외에도 다양한 필수 미네랄 등이 함유되어 있다. 따라서 화학 소금은 줄이더라도 품질 좋은 천일염이나 죽염 등은 충분한 양을 매일 섭취해야 한다. 성경에서 말한 빛과 소금은 추상이 아닌 실존이다. 생명의 기본 중 기본이다. 무엇보다 먼저 해야 하고 지속적으로 해야 하는 필수 중 필수다. 선택이 아니다.

아로마

아기 예수가 태어났을 때, 이를 축하하기 위해 동쪽 나라에서 세 명의 박사가 귀한 선물을 들고 찾아왔다. 마태복음 2장 1~12절에 따르면, 동방박사들은 동쪽에서 별을 따라 찾아와 아기 예수를 경배하고 황금, 유향, 그리고 몰약을 예물로 드렸다고 한다.

이때의 유향은 귀한 아로마이며, 고대 이집트인이 화장품의 원료이자 훈증제, 의식용 향으로 많이 이용하던 물건이다. 호흡을 깊고 편안하게 쉬는 데 도움을 주어 명상할 때 많이 쓰이고, 암과 같은 만성질환에도 사용한다.

유향은 먹을 수 있는 몇 안 되는 아로마 중 하나다. 가격은 다소 비싸다. 사용법은 일반적인 아로마와 같고, 훈증이나 바를 수 있고, 한두 방울을 혀 밑에 떨어뜨려 맛을 뇌까지 전달할 수도 있다.

먹기 전에 먹을 준비부터 하자

소화의 시작은 언제일까? 저작된 음식물이 위장관에 도착하여 흡수되기 시작할 때부터일까?

소화는 음식이 입속으로 들어오기 전부터 시작된다. 이전에 먹은 음식이 소화되어 공복 상태가 되면, 허기를 느끼고 새로운 음식을 기대하고 찾기 시작하는데, 이때 몸속에서 음식을 받아들이기 위해 분비가 시작된다. 입속에 음식이 들어오면 치아와 침이 음식을 부수고 섞는다. 그렇게 암죽 형태가 된 음식물이 위에 도착해 소화효소와 만나 분자 단위로 쪼개지고, 이후 점막을 통해 흡수된다. 그 뒤 에너지의 최종 목적지인 몸 구석구석 세포까지 도달하고, 세포 내부의 미토콘드리아에서 산소에 의한 산화 반응으로 에너지 단위인 ATP를 만들어 내는 세포 호흡까지가 소화의 모든 과정이다.

19세기 말, 전 세계 오지와 극지를 모두 정복한 탐험가가 있었다. 그가 드디어 인간의 마지막 한계에 도전하는 사하라 사막 단독 횡단에 나섰다. 낮에는 태양이 내리쬐었고, 해가 지면 바람과 추위에 몸을 떨었다. 그러나 사람의 일은 알 수 없는 것. 예상보다 두 배나 길어진 고행 끝에 가진 물을 다 마시고 타는 입술을 달래며 끝없이 이어진 모래 언덕을 넘고 넘었다.

그렇게 며칠을 물을 찾아 헤매던 그의 눈앞에 맑은 물이 있는 작은 오아시스가 기적처럼 나타났다. 물을 못 마신 지 7일, 물 한잔에 영혼도 팔 것 같던 순간을 떠올리며 허겁지겁 물을 마시기 시작한다. 마음 같아서는 태평양 물도 다 먹을 수 있을 것 같던 그 순간, 그는 잠시 숨을 고르고 오른손 손가락으로 왼 손목의 맥박을 재기 시작했다. 그런 다음 물 몇 모금을 마시고 다시 맥박을 쟀다. 그때 맥박이 요동치는 것을 감지한 그는 조용히 물 마시기를 중단하고 물통에 물을 채우고 일어났다. 왜 그랬을까? 그는 왜 욕심껏 오아시스의 물을 벌컥벌컥 마시지 않았을까? 바로 물 중독에 대한 두려움 때문이었다.

오랜 갈증 끝에 갑자기 다량의 수분을 섭취하면 혈중 나트륨 농도가 급격히 떨어져서 어지러움, 구역감, 구토를 일으킬 수 있다. 뇌압이 상승해 두통이 발생하거나 호흡곤란, 근육 경련, 부정맥 등의 증상을 일으킬 수도 있으며 심각한 경우에는 뇌부종으로 인한 중추신경계 이상으로 뇌 손상, 혼수, 사망에 이르기도 한다.

우리 몸은 스스로 얼마나 물이 필요한지를 판단하여 지나친 물 섭취에 의한 물 중독을 예방한다. 이러한 몸의 신호를 무시하고 그동안 먹지 못한 결핍을 보상하겠다며 급하게 욕심껏 먹으면 탈이 난다. 물이 이 정도인데, 음식은 더더욱 큰 문제를 일으킨다. 몸이 필요로 하는 양보다 음식을 많이 먹을 경우, 그 피해를 몸이 그대로 받는다.

입으로 음식을 넣기 전에, 음식을 소화하기 위한 위장관의 소화액 분비 등이 충분해야 소화가 잘 된다. 단백질, 지방, 탄수화물 등을 소화하는 효소를 분비하는 분비샘이 소화관의 점막 등에 분포되어 있다. 그런데 나이가 들거나, 잘못된 식사를 반복하거나, 염증에 의해 말라붙어 소화액이 나오지 않으면, 위까지 내려온 음식이 소화되지 않은 채로 십이지장을 거쳐 소장으로 넘어간다. 이른바 '저위산증'이다. 이렇게 불완전 소화된 음식이 장에서 유해균에 의해 발효되면, 장에 가스만 가득 차고 몸은 영양소를 받아들지 못하는 상태가 된다. 이렇게 세균들이 장에서 증식하면, 장내 독성물질이 혈류를 타고 돌아다니며 이른바 '장 누수증후군'을 유발한다.

그렇다면 어떻게 해야 할까? 일단 식사를 천천히 여유롭게 해야 한다. 위의 부담을 줄여주기 위해 음식을 30번 이상 꼭꼭 씹으며 식사 시간을 30분 이상 가져야 한다. 또, 눈물이 나오지 않아서 눈이 뻑뻑할 때 부득이하게 인공 눈물을 넣듯이, 소화액 분비가 잘되지 않을 때는 식전에 소화효소를 미리 섭취하는 것도 방법이다.

소화효소나 소화제로 해결이 되지 않는 경우, 다음 단계로 췌장효소나 돼지의 췌장 조직 자체를 갈아 만든 분말을 복용하기도 하는데, 증상의 정도에 따라 효과가 있을 정도의 충분한 양과 질을 확보해야 한다.

어떻게 먹을 것인가

"맛있는 음식은 눈으로 먹는다"

영화배우 안성기 씨의 커피 광고 문구 같지만, 이것이 음식에 대한 가장 기본적인 자세다.

하루의 노동을 마치고, 소박하지만 정갈한 저녁 밥상을 마주한다. 그때 우리는 음식을 앞에 두고 몸과 마음을 준비한다. 종교가 있는 사람은 기도를 한다. 오늘 하루를 허락하고 일용할 양식을 준신에게 감사한다. 불가에서는 오관게(五觀偈), 즉 음식이 내 앞까지 온 인연을 되새기고, 부족한 육체를 채움을 알고자 한다. 이는 모두 음식을 받아들일 몸을 준비하는 과정이다. 이제 음식을 어떻게 먹을 것인가, 그 방법을 정리해볼까 한다. 다음에 정리한 내용이 음식을 먹는 행위, 즉 섭생에 관한 기본적인 방법이다.

섭생에 관한 정리

1. 식사 간격은 5시간으로 한다. 5시간이 채 되지 않아 식사하면 장 내 부패가 발생하고, 5시간이 넘어 섭취하면 위산이 위벽을 자극하기 때문이다.

2. 간식을 금한다. 지나치게 음식을 많이 섭취하면 장을 혹사할 수 있다. 간식은 주로 단 것이 많은데, 달고 기름진 성분은 영양 과잉을 초래할 수 있으며, 소화되기 전에 음식을 섭취하면 장에 부담을 줄 수 있다.

3. 과식을 피하자. 과식은 소화효소의 과다 분비를 유발하여 대사 기능에 부정적 영향을 끼친다.

4. 야식을 금한다. 잠들기 5시간 전에는 위장을 비워두자. 자는 동안 소화하는 데 에너지를 소비하면, 인체의 자생력이 떨어진다. 만약 부득이하게 야식을 먹었다면, 아침밥을 굶어 소화계에 휴식을 주어야 한다.

5. 가공식품을 피한다. 가루로 만들고 열을 가해 익히는 등 가공 과정에서 귀중한 영양소를 잃어버리게 된다. 그뿐만 아니라 가공 과정에 첨가되는 식품첨가물로 인해 인체에 독소가 쌓인다.

6. 육류를 자제한다. 육류는 장내에서 유해균이 쉽게 증식하게 하여 장내 부패의 원인이 된다.

7. 음식을 꼭꼭 씹자. 음식을 꼭꼭 씹으면 내용물이 잘게 쪼개져서 소화되기 쉬운 상태가 된다. 건강한 사람은 30회, 환자는 50회 이상, 암 환자는 100회 이상 씹어먹으면 좋다.

8. 감사하는 마음으로 먹자. 스트레스는 소화기관으로 가는 혈액량과 소화효소의 생산을 감소시킨다. 먹을 수 있음에 감사한다면, 모든 음식이 맛있게 느껴진다.

──── 효소에 관한 팁

소화를 돕는 물질을 효소(enzyme)라 한다. 소화가 몸 안에서 이루어지면 소화요, 몸 바깥에서 이루어지면 부패다.

백야초(百野草)란 '백 가지 들풀'이라는 의미인데, 산과 들에 피어나는 수많은 약초를 뜻한다. 이 약초들을 채취하여 발효시킨 것이 백야초 효소이며, 민간에서 많이 만들어 특성에 맞게 복용한다. 그렇게 만든 효소는 소화효소와 기능이 별반 다르지 않다. 발효식품, 즉 식초, 김치, 동치미도 기능이 비슷하다.

외국에서는 사과 식초를 많이 복용한다. 잘 만든 대표적인 제품이 '브래그 유기 사과 식초(Bragg Organic Raw Apple Cider Vinegar)'다. 일설에는 처음 만들 때 수녀들이 하느님의 계시에 따라 만들었다고도 한다. 식전에 한두 숟가락 복용하면, 소화와 살균에 유익하다.

암과 스트레스

옛날에는 암을 천벌이라고 했다. 한때는 암이 유전질환이라고 했다. 이제 막 밝혀지기 시작한 사람의 유전자 지도를 보니, 그 안에 암을 유발하는 나쁜 유전자(oncogene)가 특정 조건에서 발현되어 암을 만든다고 한다. 암을 만들어 내는 균도 있다. B형 간염이 오래되면 일부에서 간암으로 발전한다. 자궁경부의 유두종 바이러스는 자궁 경부암의 전조증상이 되기도 한다.

암을 대사질환이라고 한다. 고혈압이나 당뇨처럼 단백질, 지방, 탄수화물을 대사하는 세포의 살림살이가 잘못되어 세포가 변질되어 불가사리처럼 자라나 암 조직이 된다고 한다. 이를 억제하기 위해 암의 대사를 조절하면 암을 잡을 수 있으니, 당뇨약이나 개의 기생충을 죽이기 위해 사용하는 약물 등을 무작위로 사용하기도 한다.

영국의 제인 맥랠란드(Jane McLelland)가 자신의 병을 치료하는 과정에서 배우고 정리한 내용을 발간한 책이 『how to Starve Cancer: Without Starving Yourself』다. 우리나라에도 이 책이 번역되어 나왔고, 이를 열심히 익히고 실천하는 환자들의 모임이나 의사들의 모임도 있다.

누군가 사는 것은 고통이라고 말했다. 스트레스다. 정확하게는 스트레스 요인(stressor), 즉 외부적인 자극으로 인해 스트레스를 받는다. 감당하기 힘든 정신적 스트레스에 대항하기 위해 애쓰다 보면, 부신의 피질 호르몬이 대항을 위해 투입된다. 그 과정이 지나치게 오래 이어지면 온몸의 비타민 C를 고갈시키고, 종국에는 부신이 말라서 더이상 스트레스에 대항할 호르몬을 분비하지 못한다. 이때 미토콘드리아가 변성되고 암이 유발된다는 설이 있다. 생활환경 속에서 독소에 노출되어 암으로 이어지기도 한다.

왜 이 같은 외부 스트레스가 암까지 이어지는 걸까? 외부 요인에 의한 정신적·물리적 스트레스가 계속되면 교감 신경의 항진 등으로 세포 호흡을 위한 산소공급이 저하된다. 몸을 구성하는 수십조의 세포들을 둘러싸고 있는 세포막이 독성물질에 의해 유연성과 투과성이 변해 세포 호흡이 저하되면, 세포에는 산소가 있어서 발효 호흡을 한다. 이른바 '와버그 효과'다. 이로 인해 세포의 에너지 공장인 미토콘드리아의 구조적 기능이 변하게 되는데, 이것이 핵 안의 암 유전자 발현을 촉진한다. 이것이 암에 관한 후성유전학 (Epigenetics) 설명의 요체다.

세포는 숨 쉬고 싶다

요한나 부드비히(Johanna Budwig)는 1908년 독일에서 태어난 생화학자이자 작가다. 그녀는 약사이자 물리·화학 박사였고, 지방산에 관한 연구를 바탕으로 암 치료에 유용하다고 생각되는 식단을 개발했다. 무려 일곱 번이나 노벨상 후보에 올랐는데, 시대를 너무 앞서간 탓인지 수상은 하지 못했다. 지금도 그의 이론이 면면히 전수·발전되어 암이나 난치병 환자 중에 코티지 치즈와 오일을 기반으로 한 부드비히 식단으로 기적 같은 결과를 얻는 사람들이 있다.

유전자 지도도 몰랐고, 후성유전학이라는 단어도 없었고, 와버그 효과도 몰랐던 그녀가 어떻게 세포의 호흡을 알았을까? 그녀의 식단 치료법의 핵심은 좋은 지방으로 만성 질병을 치료하는 것이다. 지방과 암이 도대체 무슨 상관일까? 지방을 먹으면 혈관에 기름이 끼고 심해지면 막히기 때문에 고지혈증약을 먹어야 한다는데, 좋은 지방은 또 뭘까?

심장마비로 죽은 사람의 혈관을 보았더니, 혈관이 두꺼워진 부분에 기름 덩어리가 많은 것을 발견하였다. 사람들은 '아, 기름 덩어리가 혈관을 막았구나. 기름이 범인이었어. 그래, 피 속에 기름기를 제거하는 약물을 먹으면 되겠구나' 생각했다. 그래서 혈관 속에 지방 덩어리가 둥둥 떠다니거나 혈관을 지방 조직이 막아서 터지는 화면의 광고로 국내에서만 한해 200만 명이 1조 원어치가 넘는 고지혈증약을 복용하고 있다.

기름에 관한 이야기는 일부 사실이고 일부는 사실이 아니다. 좀 더 자세히 이야기하자면, 지방에도 일명 '좋은 지방'과 '나쁜 지방'이 있다. 지방은 크게 동물성·식물성으로 구분된다. 대체로 동물성 지방은 포화지방산 함량이 높고, 식물성 지방은 불포화지방산 함량이 높다. 포화지방산은 상온에서 고체 형태인 기름이다. 삼겹살·햄·소시지와 같은 동물성 식품과 라면·과자·유제품 등에 주로 함유되어 있다. 포화지방산은 체내에 나쁜 콜레스테롤(LDL 콜레스테롤)을 높여 심혈관 질환 등 각종 생활습관병의 원인이 된다. 반면 불포화지방산은 상온에서 액체 상태인 식물성 기름에 많이 들어 있다. 고등어·꽁치·참치 같은 등 푸른 생선에도 함유되어 있다. 불포화지방산은 좋은 콜레스테롤(HDL 콜레스테롤)을 높이고 나쁜 콜레스테롤을 낮추는 역할을 한다. 또 혈관을 깨끗하게 하고 혈액 내 동맥경화를 촉진하는 물질을 간으로 이동시켜 혈관과 심장을 보호하는 데 도움을 준다. 불포화지방산을 '좋은 지방'이라고 부르는 이유다.

구조가 기능을 결정한다

우리 몸은 세포로 구성되어 있으며, 각각의 세포는 보자기 같은 세포막에 둘러싸여 있다. 이 세포막은 여러 지방과 단백질 등으로 구성되어 있다. 세포막을 구성하는 성분으로는 불포화지방산인 오메가-3와 오메가-6가 대표적인데, 오메가-6가 구조상 유연성이 떨어지고, 오메가-3가 좀 더 유연한 분자구조를 가진다.

하여 이들 두 오메가 지방산의 비율에 따라 세포막 구조의 유연성과 투과성 등이 결정된다. 어느 쪽이 좋으냐 하는 문제보다는 그 비율과 균형이 더 중요하다. 건강하고 좋은 오메가-3가 많으면 세포막이 유연하고 부드러워서 영양분이 세포 안으로 잘 들어가고 세포 대사의 부산물인 노폐물과 독성물질이 세포 밖으로 잘 배출된다. 반대로 경직된 형태인 오메가-6의 비율이 높으면, 세포막이 딱딱해지고 경직되어 영양분이 세포 안으로 잘 들어오지 못하고, 세포 안의 대사물질 등이 잘 배출되지도 않는다. 참고로 이상적인 오메가-3, 오메가-6의 비율은 약 1:1이고, 한국인의 비율 평균은

1:27로 역전되어 있다.

왜 한국인의 오메가-3, 오메가-6 비율은 건강하지 않은 쪽으로 역전되었을까? 우리가 주로 소모하는 식품원에서 그 답을 찾을 수 있다. 대표적인 것이 달걀이다. 푸른 들판을 노닐며 자란 닭이 낳은 달걀의 지방산 비율은 10:1로 건강하다. 그러나 사육장에서 사료와 성장촉진제, 항생제를 맞으며 자란 닭들이 낳은 달걀의 지방산 비율은 1:20으로 역전되어 있다. 마찬가지로 초원에서 풀을 뜯어 먹은 소들의 오메가-3, 오메가-6 비율은 10:1 정도지만, 사육시설에서 GMO 옥수수 사료를 먹고 자란 소들의 오메가-3, 오메가-6 비율은 1:100 정도로 비정상적이다.

식품의 재료 중 건강한 지방산 비율을 가진 대표적인 것이 아마씨, 대마씨 등인데, 조금 낯설 수도 있지만 요즘은 홈쇼핑이나 인터넷 등에서 쉽게 구할 수 있다. 이들 씨앗의 분말을 밥을 지을 때 함께 넣으면 좋고, 그냥 먹어도 그럭저럭 먹을 만하다.

세포막을 건강하게 만들려면

좋은 지방으로 이루어진 세포막이 건강한 세포를 만든다. 그러나 이러저러한 이유로 세포막이 건강하지 않은 상황일 경우, 그로 인해 세포의 호흡이 저하되어 대사성 질환인 고혈압, 당뇨, 독성 아토피나 암 등 생겼다면 어떻게 해야 할까? 다시 세포막을 건강하게 되돌리려면 무엇부터 바꿔야 할까? 이러한 내용을 간파한 사람이 부드비히이며, 그녀가 만든 식사법이 부드비히 다이어트다. 아마씨와 코티지 치즈 등을 주재료로 하여 몇 가지 맛을 더하는 양념으로 세포막을 되살리는 식단이다. 구체적인 준비와 조리법 등은 국내외 인터넷 사이트에서 부드비히 다이어트를 검색해보기 바란다.

의학에도 유행이 있다

10여 년 전, 한국에서는 처음으로 비타민 C 메가 도스 요법이니, 고용량 주사 요법이니 하는 이야기를 꺼냈다. 그때만 해도, 제품도 없고 인식도 부족한 상황이라 참 어렵고 힘들었다. 결국, 치유는 실천인데, 이를 위해 인식을 전환시키는 일은 각자가 가진 선입견을 극복하게 만드는 과정이라 참 지겹고 피곤한 일들이 많았다. 강의를 백 번 하면 백 번 듣는 질문이 있다.

"비타민 C를 많이 먹으면 신장 결석이 생긴다던데요?"

그다음부터는 어떤 논리적이고 과학적인 설명을 해도 들으려 하지 않고 고개를 돌린다. 그들의 머릿속에는 언젠가 텔레비전에서 본 "비타민 C 신장 결석 유발"이라는 붉은 자막과 화면 가득 메운

주먹만 한 신장 결석의 모습으로 가득하다.

"인간과 같은 영장류는 비타민 C를 만들지 못하고, 생존을 위해 비타민 C를 복용해야 합니다. 상황에 따라 그 요구량과 소모량이 달라지는데, 가장 좋은 방법은 매일 레몬 등 과일에서 섭취하는 것입니다. 그러나 바쁘거나 상황이 허락하지 않아 섭취하지 못하면, 부득이하게 보조적인 방법으로 영양제를 먹거나, 주사로 보충할 수 있습니다. 비타민 C는 신장 결석 병력이 없던 사람에게 결석을 유발하지 않으며, 설령 신장 결석 병력이 있었던 사람이라도 비타민 C 섭취에 의한 이득이 많다면 복용할 수 있습니다. 그래도 걱정된다면 신장 결석의 확률을 낮추는 마그네슘 등을 함께 활용하는 방법도 있습니다."

설명을 이어가는 중에도 그들은 딴 곳을 쳐다보며 자리를 떠날 준비를 했다. 그러나 이제는 어느 정도 비타민 C 치료에 대한 인식이 퍼져서 환자들이 만성병이나 암 등을 극복하기 위해 비타민 복용이나 주사를 맞으려고 내원하기 시작했다.

"맞으면 다들 좋다고 해서요."

그렇게 영양에 관한 공부를 조금씩 더 진행하고 발전시켜나가다 보면 또 다른 영역이 발견된다. 그중 대표적인 것이 지용성 비타민이다. 처음에는 수용성 비타민인 비타민 C 등에만 눈길이 갔는데, 좀 더 들여다보니 비타민 A, D, E, K 등 지용성 비타민이 필수적이라는 사실도 알게 된다.

"비타민 A를 과다복용하면 임신부에서 기형아 출산의 위험도 있다던데요."

당연한 말이다. 필요 이상으로 지나치게 복용했으니 그에 따른 독성 반응은 당연한 결과다. 그렇다면 적당히 복용하면 어떨까? 그리고 그 '적당히'란 무엇일까? 동양인과는 체격과 대사가 다를 수 있는 서양인들을 기준으로 만든 평균값을 제시하는 미국 식품의약품 안전청(FDA)의 일일 권장량(recommended daily allowance)이 언제나 정답일까? 과로하거나 좋은 음식을 먹지 못하거나 염증이 있어서 비타민과 영양의 소모량이 증가해 요구량 또한 증가한 상황에서도 미국의 기준만 따라 하면 되는 걸까? 당연히 그렇지 않다. 어떤 조건, 어떤 상황이냐에 따라 요구량은 달라질 수 있고, 그에 따라 복용량도 달라져야 한다.

비타민에 대해 학습할수록, 그 낱낱의 성분보다는 이들이 함께 있어야 온전한 완전체가 될 수 있음을 알게 된다. 비타민 A의 전구 물질로 각광 받은 베타카로틴이 흡연자들에게 오히려 폐암을 유발한다는 연구결과가 있었다. 왜 그럴까? 고도로 정제된 베타카로틴만을 과량 복용했을 때의 반동 때문이다. 이 경우, 비타민 A의 식품 원인 당근이나 당근즙을 먹는 것이 답이다. 더불어 단순히 비타민 A만 복용하기보다 다른 지용성 비타민들을 함께 복용하거나, 식품의 형태로 섭취하는 것이 최선이며 부작용도 없다.

지용성 비타민의 가장 좋은 식품원은 대구 간유(cod liver oil)다.

대구 간유 안에는 기름에 녹는 지용성 비타민이 골고루 조화롭게 포함되어 있다. 기름지기가 이루 말할 수 없고, 치즈나 생선 썩는 냄새가 나기도 한다. 냄새 때문에 복용하기 힘들다면 차선책으로 이를 캡슐로 싼 제품을 먹으면 된다.

미국치과의사협회장을 역임한 웨스턴 프라이스(Weston A.Price)는 극지방에 사는 에스키모들이 미국의 다른 지역 사람들보다 심장 질환이 적으며, 어려서부터 치아가 튼튼하고, 악궁이 넓고, 비강 성장 좋아서 잘 안 우는 것을 발견하였다. 그는 많은 관찰과 연구 끝에 그 답을 식생활에서 찾았다. 토착 에스키모들이 먹는 음식에는 설탕이나 흰 밀가루, 유가공품 같은 것이 없다. 식품첨가물이란 것도 없다. 그들은 비타민과 미네랄을 문명국 사람들보다 네 배나 많이 섭취했다. 특히 동물성 식품에서 얻는 지용성 비타민은 10배나 되는 것도 있었다.

먹고 죽을 것인가, 굶어 죽을 것인가

기능 의학에 근거한 먹거리를 공부하다 보면, 하나의 벽에 맞닥뜨리게 된다.

"그래, 좋은 이야기다. 그 완전한 식품원으로 천천히 조리해서 천천히 씹어먹고, 맨발로 햇빛 아래를 걸으며, 해가 지면 자고 해가 뜨면 일어날 수 있다면 말이다. 게다가 그런 완전한 식품원을 구하기도 어렵고, 가끔 있는 것은 비싼데, 그 와중에 도시락까지 싸라고?"

현대의 환경, 특히 도시 생활에서 독소를 피하기란 거의 불가능하다. 하루에도 몇 번씩 만지는 카드 명세서에는 손으로 만지기만 해도 흡수되어 우리 몸의 호르몬을 교란시키는 비스페놀A가 포함되어 있다. 매일 마시는 생수병의 미세 플라스틱은 어떻게 할 것인가? 배달 음식의 재료과 조리 과정에서의 독소와 용기의 안전성 문제는 또 어떻게 할 것인가?

이러한 독소를 피하거나 들어온 독소를 빼는 일은 거의 수행에 가까운 노력이 필요하다. 바쁘게 돌아가는 도시 생활 속에서 밀가루와 설탕을 피하고 줄이는 일 역시 힘든 노력과 절제가 필요하다. 그러나 어렵더라도 절실한 마음을 가져야 비로소 행동으로 실천할 수 있다.

4.
세포 대사 치료

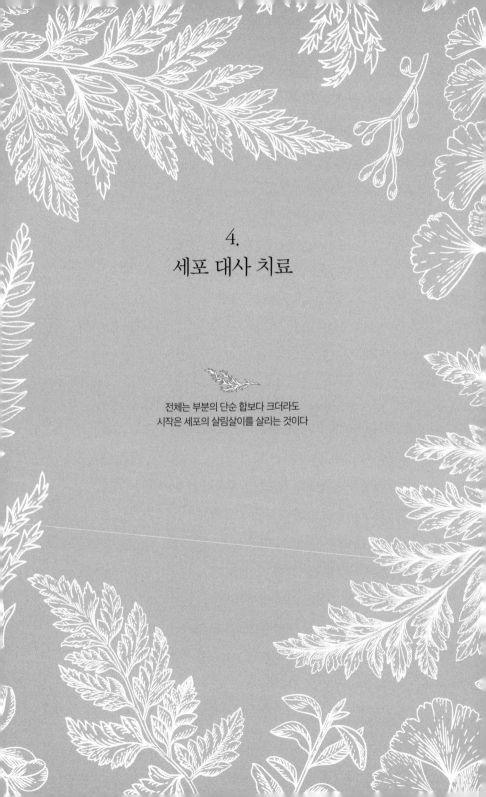

전체는 부분의 단순 합보다 크더라도
시작은 세포의 살림살이를 살리는 것이다

누구나 알지만 아무도 모르는 비타민 C

지금까지 숨 쉬는 법, 잠자는 법, 소화하는 법 등에 관하여 이야기를 이어왔다. 모두 다 건강을 지키고, 나빠진 건강을 회복하기 위해 중요하고 필요한 것들이다. 그러나 당장 편치 않은 몸을 낫게하는 가시적인 효과가 필요한 상황이라면, 나를 보는 환자도 그를 보는 나도 마음이 급하다.

"좋은 이야기입니다. 하지만 좀 더 실질적인 게 필요합니다. 지금까지 이야기한 기본적인 것이 잘 안 되어 몸이 상하고 병이 왔으니, 당장 급한 불부터 끄면서 이야기했으면 합니다."

좋다. 이제, 실제로 병원에서 처방하거나 치료하는 내용에 관해 이야기해보자.

비타민 C의 정체

"비타민 C가 좋다고 해서 먹고 있습니다. 하지만 효과가 있는지는 잘 모르겠어요."

사람의 몸은 스스로 비타민 C를 만들어내지 못한다. 동물 대부분은 간에서 네 가지 효소가 작용하여 비타민 C를 만들어낸다. 동물들은 비타민 C 공장을 간에 항시 가동하고 있어서, 외부의 스트레스 상황 등으로 필요량이 증가하면 간에서 당을 비타민 C로 빠르게 전환해 스트레스 상황에 대처한다.

한편, 영장류는 진화 과정에서 신체의 기능과 구성이 점점 섬세하고 다양하게 발전하면서 간에서 해야 할 일이 점점 많아졌다. 만들 효소도 많고, 해독해야 할 물질도 많아지다 보니, 어느 순간 비타민 C를 체내에서 만들기보다 주위의 과일이나 채소 등에서 섭취하는 것이 효율적이게 되었다. 하여, 비타민 C를 만드는 4가지 효소 중 제일 마지막에 필요한 네 번째 효소인 굴로노락톤 산화제(l-gulonolactone oxidase)가 사라지게 된다.

이 같은 이유로 인간의 생존과 성장을 위해서는 기본적으로 외부에서 비타민 C를 공급해야 한다. 성장하고 발달하는 만큼의 비타민 C가 없으면, 결핍의 결과로 괴혈병 증상들이 나타난다. 피로감, 쇠약감, 과민증상을 시작으로 체중이 감소하고 근육이 물렁물렁해지며 관절통이 생기기도 한다. 피부 아래(특히 모낭 주변), 잇몸 주변, 관절 안쪽에 출혈이 발생하기도 하고, 잇몸이 붓고 보라색으로 변하며 결체조직이 부족하여 스펀지처럼 물렁물렁해진다. 치아가 흔들리고, 머리카락은 구불구불해지고 건조해져서 잘 끊어지며, 피부가 건조하고 거칠어지거나 비늘처럼 되기도 한다. 빈혈이 되기도 하고, 감염이 발생하고 상처도 잘 낫지 않는다. 영아나 소아의 경우에는 체중이 잘 늘지 않고, 뼈 성장이 느려진다.

이 같은 이유로 성장과 상황에 따라 필요한 만큼의 비타민 C를 충분히 섭취해야 한다. 그러나 살다 보면 이런저런 이유로 과일이나 채소 등 비타민 C가 풍부한 음식을 제대로 섭취하지 못하는 날이 있다. 그런 날들이 계속 이어진다면 무언가 대책을 마련해야 한다. 따로 준비하지 않아도 되는 편한 형태로 만든 건강 보조 식품, 즉 영양제 등이다. 이는 식품을 완벽하게 대체하는 것이 아니라, 필요에 따라 추가하거나 보조하는 역할을 한다. 제형과 성분과 함량은 다양하니, 무엇이 최고인지보다 무엇이 최선인지, 나에게 맞는 것은 무엇인지 비용과 효능까지 따져보는 것이 옳다. 단, 비용과 효능만 너무 따지다 보면, 원래 시작한 의도를 잃어버릴 수 있으니 주의해야 한다.

어떻게 먹어야 하는가

모든 영양제가 마찬가지이지만, 비타민 C 제품의 형태도 세 가지가 있다. 알약 형태, 액체 형태, 가루 형태가 그것이다. 알약 형태의 제품은 산화력이 높은 비타민 C를 장기 보전하고 유통하기 좋게 만든 것으로 보관이 편하다는 장점이 있다. 단점은 메가 도스, 즉 대용량으로 복용하기에 부적합하다는 점이다. 새끼손가락 한마디만 한 알약에 포함된 성분의 절반 이상은 비타민 C의 변질을 막고 형태를 유지하는 고형제 등의 성분이다. 보통 하나의 정제에 1그램의 비타민 C가 포함되어 있다. 메가 도스 목적으로 이를 수십 알 먹는다는 건 사실상 불가능하다.

비타민 C 메가 도스에는 순도를 높여 순수한 성분의 분말로 먹는 방법이 가장 효율적이다. 이미 많은 분들이 분말 형태의 비타민 C를 메가 도스 용도로 섭취하고 있는데, 적게는 하루 5그램, 많게는 30그램 이상 복용하는 사람도 있다. '뭘 그렇게까지 무식하게 먹느냐'고 힐난하기보다, '그렇게 많이 먹을 만큼 비타민 C 소모량과 요구량이 많은가 보구나' 하고 이해해 보자.

위에 부담을 주지는 않는가

분말 형태의 비타민 C를 메가 도스 하고 싶은데 먹으면 속이 쓰릴까 봐 걱정이거나, 위가 약해서 걱정인 사람을 위해 만들어진 것이 액상 형태의 비타민 C다. 정확히 이야기하면, 비타민 C를 액화한 형태가 아니라 비타민 C 분자를 인지질로 동그랗게 싼 형태다. 인지질로 둘러싼 비타민 C는 위점막 등에서 분말보다 흡수가 잘되어 위장 장애가 적다는 장점이 있다.

제품 단가는 비싸다. 그러나 효율이 높기 때문에 단위량 당 가격을 비교해 보면, 합당하다는 분들도 많다. 대략 액상 비타민 C 한 스푼(5~6밀리리터)은 분말 비타민 C 5~7그램과 같다.

지혜롭게 복용하는 방법 한 가지는, 평소에는 알약 몇 개를 가지고 다니며 복용하고, 부족하다 싶으면 분말을 하루 한두 번 더 복용하고, 중증 질환 등이 있거나 예민하다면 액상을 병행하면 된다.

참고로 비타민 C 수용액의 pH는 3이다. 위 내부의 pH는 2다. 맛이 시다는 이유로 위에 부담을 줄까봐 걱정하지만, 정작 위 내부가 비타민 C 수용액보다 더 산성이다. 그리고 위가 산성인 것이 정상이다. 그래야 소화 효소가 작동하고 소화가 된다. 오히려 위의 산도가 낮은 것을 저위산증이라고 하여 치료도 한다. 분말을 입에 넣었을 때 느껴지는 강한 신맛 때문에 위에 부담이 있지 않을까 걱정하지만, 생각만큼 걱정할 일은 아니다. 한편으로는 신맛이 강하지 않은 알약 형태 제품보다 액면 그대로의 정직함이 있다. 그래도 불안하다면 액상 형태를 권한다.

얼마나 먹어야 하는가

섭취 용량의 기본은 장내 용량, 즉 장이 버틸 수 있는 용량이다. 우리 몸은 자기가 필요한 만큼의 비타민 C만 흡수하고 그 이상은 배출한다. 그리고 그 흡수량은 몸의 상태에 따라 변한다. 섭취 당시의 몸의 구성, 섭취 전후 요구량과 소모량 등에 따라 비타민 C의 장내 흡수량이 유동적으로 변한다. 평소에는 0.6g의 비타민 C로 잘 지내던 사람도 염증이 있거나 피로가 심해서 몸의 대사가 증가하면 비타민 C 소모량이 최대 10g까지 증가하기도 한다. 이때 용량 이상으로 먹으면, 장이 충분히 흡수하고 남은 추가분을 그대로 배출하는데, 이것을 외부에서 보면 가벼운 설사처럼 보인다. 이 설사하기 직전 용량이 장내 용량이다. 각 질환별로 장내 용량이 얼마나 되는지 실제 임상에서 확인한 사람이 있는데, 바로 로버트 캐스카트(Robert F. Cathcart) 박사다. 그가 정리한 질환별 장내 용량은 아래와 같다.

닥터 캐스카트가 정리한 질환별 비타민 C 장내 용량

질병	비타민 C(g/24시간)	투여횟수
정상	4~15	4~6
약한 감기	30~60	6~10
심한 감기	60~100+	8~15
독감	100~150	8~20
바이러스성 폐렴	100~200+	12~25
건초열, 천식	15~50	4~8
화상, 손상, 수술	25~150+	6~20
암	15~100	4~15
바이러스성 간염	30~100	6~15

이는 경구용 메가 도스 요법에 쓰이는 장내 용량이며, 목적은 일시적으로 소모성 질환 등이 있을 때의 대응이다. 이에 비해 일상적으로 생존과 성장을 위해 섭취하라고 제시되는 기본 용량 또는 권장 용량은 결핍을 피하는 최소한의 용량이다.

만약 상태가 위중하거나 경구로 복용할 수 없거나 많은 양을 빨리 투여하여 비타민 C의 또 다른 효과를 보기 위해서는 정맥주사 요법을 사용한다. 이때도 일상적인 피로나 항산화 요법으로는 10그램 내외의 주사를 시행하고, 암세포 사멸 등에는 최소 25그램 이상의 고용량 비타민 C 주사요법(IVC, Intravenous Vitamin C)을 시행한다.

아래 표에서 항산화 0.1그램, 암 1그램 등의 기준은 체중 1kg당 비타민 C 용량이다. 따라서 몸무게가 50kg인 사람이 비타민 C 주사를 항산화 목적으로 맞는다면 5g, 항암 목적으로 맞는다면 50g 이상을 맞아야 한다.

고용량 비타민 C 주사요법

명칭	혈중농도	치료대상	용량	효과	주기
IVC	0.3~15	암	1g	암세포에 대한 선택적 세포독성	주 2회
		수술 전후 회복, 항암 화학요법, 방사선 치료에 의한 부작용 감소 및 회복 촉진	0.1g	항산화 면역 균형	병행

—————— 일상적인 비타민 C 복용법

• 복용 횟수

하루 3~5회 정도가 일반인들이 감당하기 가장 좋은 횟수다. (가능하기만 하다면 2시간마다 복용하는 것이 가장 좋다) 섭취 방법과 횟수는 얼마든지 응용하거나 변형할 수 있다.

예를 들어, 처음에는 하루 3회 1그램씩 식후에 복용하고, 다음 날은 하루 2그램씩 3회, 그다음 날에는 3그램씩 3회, 그다음 날은 3그램씩 4회(자기 전 1회 추가), 그다음 날은 3그램씩 하루 5회(오후 4시경 1회 추가)로 복용 횟수와 용량을 늘리는 식이다.

• 목표 용량

최종적으로 장이 견딜 수 있는 최대 용량(= 설사가 나오기 직전)까지 복용한다. 우리 몸의 비타민 C 요구량은 질병이나 몸의 상태에 따라 계속 변한다. 따라서 목표 용량도 몸 상태에 따라 달라질 수 있다.

• 실제 복용법

입안에 비타민 C 분말을 털어 넣고 물과 함께 삼키거나, 물컵의 물에 분말을 타서 마신 뒤 맹물로 입을 헹군다.

혜성처럼 나타난 MSM

우리 몸을 이루는 단백질 구조는 장갑이나 목도리를 만들기 위해 실을 뜨개질하는 모양과 비슷한 3차원의 구조이다. 몸 안에 있는 유전자 청사진인 DNA에서 시작해 구슬 모양의 단백질이 하나하나 길게 연결된 형태인데, 기다란 실처럼 연결된 단백질이 꼬이거나 뭉쳐지면서 모양과 구조가 결정되어 알부민이나 면역 항체처럼 각각 특이한 기능의 단백질이 된다.

이때 꼬이고 뭉치는 연결 접점을 담당하는 것이 황와 황의 결합(Disulfide bridge)이다. 이때 황의 양과 질에 따라 단백질의 크기나 모양과 튼튼한 정도가 달라진다. 최근 들어 이 같은 황의 중요성이 알려지면서 우리나라 건강기능 식품 시장에 삽시간에 퍼졌다. 이른바 MSM(Methyl Sulfonyl Methane, 황을 함유하는 유기 화합물)이 바로 그 주인공이다.

MSM은 인체를 구성하는 필수 미네랄 성분으로 흰색이며, 냄새가 없고, 쓴맛이 나며, 물에 잘 녹고, 독성이 없어 안전하다. 암과 만성 통증, 알레르기 등에 효과적이며, 해독작용이 탁월하고 피부 건강에도 도움이 된다.

암: 암세포에서 다량으로 만들어진 젖산이 통증을 유발하는데, MSM은 바로 이 젖산을 혈류에서 몰아낸다. 비타민 C와 산소를 도와 암세포를 사멸시키는 데 도움을 준다.

만성 통증: MSM은 천연 진통제이자 근이완제이다. 운동 후 생기는 젖산 등의 독성물질을 제거한다.

해독: MSM은 강력한 해독물질로 영양소가 몸 안으로 쉽게 들어오게 하고, 독성 노폐물을 몸 밖으로 내보내는 데 도움을 준다.

피부: MSM은 뷰티 미네랄(beauty mineral)이라고 불릴 만큼 콜라겐과 케라틴을 만드는 데 필요한 성분이다. 피부를 부드럽고 탄력 있게 하고, 모발을 윤기 있게 만들며, 손톱과 발톱을 튼튼하게 한다.

알레르기: MSM은 점막에 결합하여 자연적인 차단벽을 형성한다. 해독 작용과 활성산소 제거작용으로 꽃가루나 음식 알레르기를 완화시킨다.

MSM 역시 알약, 분말, 분말캡슐, 액상 등으로 시중에 나와 있는데, 여기서는 분말을 기준으로 설명한다.

─────복용 방법

1. 일반적으로 하루 분말 1포(2g)를 섭취하면 되는데, 피부질환의 경우 2포, 관절염이나 자가면역질환이 있는 경우에는 4포를 권한다. 항암 치료 목적으로는 최소 8포(16g) 이상을 섭취하되, 물 500~1,000cc 에 MSM 8~15포를 녹여 마신다. 특히 비타민 C 주사를 처치하는 날에 MSM을 섭취하면 상승효과를 기대할 수 있다.

2. 반드시 물에 녹여서 복용하고, 식사와 관계없이 아무 때나 마시면 된다.

3. 주의사항: 갑자기 고용량의 MSM을 복용하면, 두통이나 설사, 불면증 이 발생할 가능성이 있다. 약물이나 카페인에 예민한 사람은 저녁 6 시 이전에 복용하는 것이 좋다. (처음 MSM을 복용하는 분 중 약 10% 에서 불면을 호소하기도 한다. 이런 불편함을 회피하고 싶다면 되도록 오전에 복용하는 것이 좋다.)

숨은 조력자, 비타민 D

세상의 여러 부조화와 불합리 속에서도 인류가 잘 버틸 수 있는 이유는 보이지 않는 곳에서 소금처럼 자기 자리를 지키는 분들이 있기 때문이라고 생각한다. 우리 몸의 영양도 마찬가지다. 몸에 좋다는 수많은 성분 중에서 어떤 성분은 언론의 조명을 받으며 제품화되고, 어떤 성분은 조용히 효능을 다하지만 제대로 된 평가를 받지 못하기도 한다. 때로는 칭찬은커녕 잘못 먹으면 독성이 있다거나, 많이 먹을 필요도 없다며 냉대와 오해를 받기도 한다. 그 대표적인 성분이 지용성 비타민이다.

비타민은 용해되는 양상에 따라 물에 녹는 수용성과 기름에 녹는 지용성이 있다. 지용성은 비타민 A, D, E, K, 네 가지이고, 나머지는 모두 수용성이다. 수용성은 이전부터 분류체계가 잘 정리되어 있으나, 지용성 비타민은 최근 들어 기능이 밝혀지기 시작했고, 그나마도 우여곡절을 겪는 중이다.

아토피를 이겨낸 환자의 비결

성인 아토피가 발병한 여성 한 분이 병원을 찾아왔다. 갑자기 발병한 아토피로 인해 얼굴과 팔다리가 진물과 피딱지로 뒤덮였고, 참기 힘든 가려움증이 동반되었다.

기본적인 검사와 진료와 치료에도 호전이 없자, 전 세계 기능의학 대가들에게 자문하고, 직접 찾아가서 검사와 특수 치료를 했다. 사해의 바닷물로 목욕을 하면 좋다는 이야기를 듣고 곧바로 비행기 타고 날아갈 만큼 열정과 실행력이 대단했다. 그러나, 아름다운 얼굴은 점점 더 붉어지고 부기가 심해졌다. 일상생활을 할 수 없을 정도의 가려움으로 고통받았으며, 거울 속 자신의 얼굴을 차마 쳐다볼 수 없어서, 온 집안의 거울에 신문지를 붙여 가리고, 화장실조차 불을 끄고 사용할 지경이었다. 그녀가 들고 온 의무기록은 1,000페이지가 넘을 만큼 두꺼웠다.

그녀의 끝없는 노력은 마침내 빛을 발하기 시작했다. 그녀의 간증은 비슷한 난치성 질환을 앓고 있는 이들에게 빛과 같은 희망과 용기를 주었다. 맑아진 그녀의 얼굴을 보고 난치성 아토피를 앓는 주위 사람들이 그 비결을 물었다. 무엇을 먹었는지, 어떻게 살았는지를 묻는 사람에게 그녀는 단호하고 간결하게 말했다.

"햇볕을 쬐며 달리세요!"

그녀의 대답이다. 아무도 모르는 깊은 산속의 허브나, 특별하게 조리한 음식이나, 유럽의 값비싼 유기농 영양제를 기대했던 사람들은 약간 실망한 눈치였다.

"그게 뭐예요. 햇볕 받으면 피부암 생긴다는데."

아토피 증상이 처음 생겼을 때 사람들은 먼저 가까운 동네 피부과 병원을 찾아간다. 간단한 진찰을 하고 나서 "습진이네요." "발진이로군요." 하는 말을 듣고, 가려울 때마다 먹거나 바르라며 항히스타민제나 스테로이드 연고를 처방받는다. 먹거나 바르고 나서 경과가 좋아지면 금세 잊어버린다.

그러다가 다시 재발하면 좀 더 넓은 부위에 심한 피부 병변이 퍼진다. 아차 하는 마음에 이번에는 큰 피부과 병원을 찾아간다. 병의 원인을 파악하고 치료하려는 목적으로 찾아가면, 피를 뽑아 염증이 있는지 보고, 피부 조직을 떼어 조직 검사도 한다. 알레르기 검사를 위해 등에 약물을 바른 후 반응도 살펴본다. 좀 더 많은 약과 광선 치료 등이 추가되기도 한다. 그러나 이 역시 원인의 치료가 아닌 증상을 완화하는 대증치료다. 병의 원인을 근본적으로 제거하지 않았기 때문에, 상황이 바뀌지 않으면 언젠가 재발한다.

그래도 안 되면 한의원에 가서 침을 맞거나 체질에 맞는 보약을 복용한다. 기능의학 클리닉에서 모발검사나 알레르기 검사 등을 실시하고 영양치료나 식이치료를 병행하기도 한다. 이쯤에서 낫는다면 정말 다행이다. 그러나 이런 노력에도 반응하지 않은 깊은 수준의 병도 있다.

아토피(atopy)는 그리스어로 '이상한' '기묘한'이라는 뜻이다. 기본적으로 '잘 모른다'는 말이다. 유전적 성향과 환경적 이유로 생기지만 대부분 원인이 명확하지 않다. 의학적인 검사소견으로는 지나친 면역 반응을 보이며, 피부과적 소견으로는 다양한 발진과 습진 등이 있다.

어떤 치료가 가능한지 물으면, 대부분 대증적인 치료, 즉 증상의 완화를 위해 항히스타민제나 스테로이드를 먹거나 바르고, 면역을 조절하거나 억제하는 일련의 약물들이 가능하다고 한다. 그래서 "아토피를 치료할 수 있는가?"라고 물으면, 환경을 바꾸고, 자극적인 음식을 조절하라는 등의 긴 이야기가 이어진다.

그런데 앞서 이야기한 여성은 이 모든 과정을 거치고 최선의 노력을 다한 끝에 "햇볕 아래를 뛰어라."라고 말한다. 도대체 뭘까? 단순히 햇볕이 아토피에 유효했을까? 아니면 땀을 흘리며 뛰는 것이 숨어있는 핵심일까? 그도 아니라면 무엇이 이 행위 속에 숨어있을까? 문제를 모두 분석하고 완전한 답을 구할 때까지 자료를 찾고 뒤지기보다, 몸으로 답을 찾은 믿음직한 이의 조언대로 따라 해보는 건 어떨까? 치유는 지식의 합이 아니라 몸으로 증명하는 것이다. 그것이 더 빠르고 정확하다. 손가락으로 달을 가리킬 때, 손가락 끝만 보고 있는 건 무의미하다.

비타민 D가 암을 예방한다

초등학교 시절 내가 살던 변두리 동네 어귀에 작은 빵 가게가 새로 생겼다. 10평 남짓한 작은 공간에 길가를 향한 유리창에는 붉은 페인트로 '단팥빵' '고로케'라는 글씨가 궁서체로 쓰여 있었다. 창 너머로는 모자와 마스크를 쓴 채 넓은 나무 테이블 가득 하얀 밀가루를 뿌리고 반죽을 치대는 주인아저씨가 보였다. 한쪽에는 어린 아기를 포대기에 둘러업은 주인아주머니가 있었는데, 늘 표정이 어두웠다. 결론적으로 말하자면, 나는 그 빵집에서 한번도 빵을 사 먹지 못했다. 가게가 문을 연 지 얼마 지나지 않았을 때, 어머니께서 내게 신신당부를 했기 때문이다.

"너, 절대 그 빵집에서 사 먹으면 안 된다."

"왜요? 아저씨 착하게 생겼던데."

"통장 아저씨가 그러는데, 새로 이사 온 김에 호구조사를 해봤더니, 폐병으로 다른 데서 쫓겨 온 거라더라. 너 폐병 걸리면 어떻게 되는지 알지?"

1970년대만 해도 길거리 전봇대 귀퉁이에 누군가 피를 토한 흔적을 어렵지 않게 볼 수 있었다. 이른바 객혈이었다. 폐병에 걸린 사람들은 사회에서 따돌림을 당하고 일자리도 잡지 못했다. 어린 나도 어머니의 말을 들은 이후로는 왠지 입맛이 떨어졌고, 하얀색 밀가루가 병적으로 창백해 보였다. 그 빵집에는 차마 들어갈 수가 없었고, 심지어 그 앞을 지나가기 싫어서 멀리 돌아가기까지 했다. 착해 보이던 아저씨과 아주머니는 손님 없는 가게를 어렵게 지키다가 결국 이사를 떠나버렸다.

1970년대 당시 우리나라에 결핵 퇴치 사업이 펼쳐졌고, 성공적으로 진행되었다. 결핵약도 잘 개발되었으며, 경제 발전과 함께 영양도 좋아져서 결핵 유병률과 사망률이 급격히 감소했다. 결핵약이 발견되기 한참 전인 조선 시대에 의사들이 결핵 환자들에게 처방한 약전을 보면 다음과 같은 구절이 나온다.

"피를 토하는 폐병 환자에게 햇볕을 쬐게 하고, 생선 내장을 먹이고, 고추씨를 먹여라."

햇볕은 비타민 D를 합성하고, 생선의 내장은 요즈음 유행하는 대구 간유, 즉 지용성 비타민이며, 고추씨는 비타민 C다. 비타민 D는 백혈구 거식세포의 작용을 증가시켜, 세포 내 결핵균 증식을 억제한다. 구체적으로는 비타민 D 50IU/ml를 복용하면, 결핵균의 살균 효과가 있다. 영국 감염성 질환 연구소의 조사에 따르면 결핵을 진단받은 환자 중 75% 이상이 혈장 비타민 D 농도가 결핍수준이었으며, 특히 이중 절반은 비타민 D가 측정되지 않을 정도로 낮았다.

몇몇 역학조사에 의하면, 햇빛을 충분히 쬐는 것만으로도 해마다 미국 내 암에 의한 사망자 3만 명 이상을 줄일 수 있다고 한다. 규칙적인 햇볕 쬐기나 비타민 D를 저용량으로라도 꾸준히 섭취하면 유방암과 대장암 세포의 성장을 억제하고, 암으로 인한 사망도 감소시킨다.

　　"과도한 햇볕 노출은 흑색종을 유발하지 않나요? 자외선 노출이 연간 2,000건(미국에서 암에 의한 사망의 0.3%)을 차지하는 피부암을 일으키잖아요?"

　　여기에는 통계의 미묘한 착시가 있다. 규칙적인 햇볕 노출은 미국 내에서만 연간 138,000명의 사망원인인 암을 예방하거나 감소시킬 수 있다. (미국 전체 사망원인의 20~65%)

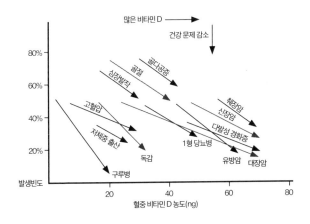

혈중 비타민 D 농도와 건강 문제 감소와의 관계

우리나라만 해도 자외선 노출에 대한 공포가 널리 퍼져서, 한강 둔치를 달리는 사람들을 보면, 노출된 피부 전체에 선블럭을 바르고, 챙 넓은 모자를 쓰고, 큼지막한 선글라스를 낀 모습이다. 양팔에 토시를 한 사람도 있고, 요즘에는 마스크도 필수다. 여름이 다가오면 가장 치열한 경쟁을 벌이는 분야 중 하나가 자외선 차단제 시장이다. 유로모니터의 '미국 선케어 시장보고서'에 따르면 2018년 미국 자외선 차단제 시장 규모는 약 21억1,090만 달러라고 한다. 여성과 남성, 어린이용 제품까지 쏟아져 나오는 상황이다.

최근 들어 실내에서 생활하는 시간이 늘어나면서, 한국인의 비타민 D 농도가 전 세계에서 가장 낮은 수준이다. 2009년 질병관리본부에서 내놓은 자료를 보면, 혈중 비타민 D 농도의 정상치가

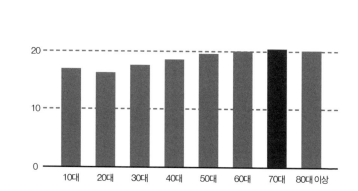

한국인 연령별 혈중 비타민 D 농도(2013년 한국영양학회)

30ng/mL 이상인데, 한국 성인 남성의 91.3%, 여성의 95.9%가 여기에 못 미치는 상황이다.

하지만 염두에 두어야 할 것이 있다. 이처럼 매스컴에서 다루는 통계나 권고 사항은 결핍을 면할 정도의 최소량이라는 점이다. 따라서 질병이 있거나 소모량이 많은 특수한 상황에서는 요구량이 매우 높아진다는 점을 반드시 기억해야 한다. 질병을 호전시키거나 완화하기 위한 보조요법으로서의 영양치료 수준은 그보다 훨씬 더 높다.

체내 비타민 D 농도,
어떻게 높일 것인가

늘 그렇듯 최고의 것은 자연에서 온다. 비타민 D를 몸 안에서 생성하기 위해 가장 좋은 방법은 자외선을 충분히 피부에 쬐는 것이다. 구체적으로는 자외선 지수가 5~7 정도인 날, 해운대 정도의 위도 지역에서, 오전 10시~오후 3시 사이에 30분씩 일주일에 3회 이상, 부드러운 피부 부위, 즉 무릎 뒤쪽 오금이나 팔꿈치 안쪽을 노출하는 방법이다.

만약 이렇게 매일 자연적인 비타민 D 합성을 할 수 없거나, 바쁘거나, 사는 지역에 햇빛이 충분하지 않거나, 간 질환 등으로 체내 비타민 D 합성이 저하된 상황이라면, 당연히 부족한 만큼을 보조식품으로 보충해주어야 한다. 비타민 D 보충제는 그 형태가 알약,

캡슐, 액상, 주사 등 다양하다. 함량도 1,000IU부터 500,000IU까지 다양하다. 비타민 D 보충제가 처음 등장했을 때는 1,000IU짜리만 있어서, 치료를 위해 암 환자에게 몇십 알씩 한꺼번에 복용하라고 지시하기도 했다. 불과 몇 년 전의 이야기다. 요즈음은 비타민 D에 대한 인식이 바뀌고 널리 알려져서, 자신의 비타민 D 혈중 농도를 언급하며 주기적으로 비타민 D 주사를 놓아 달라고 요구하는 암 환자들도 있다.

얼마나 먹어야 할까

섭취량을 알아보기 위해 인터넷을 뒤지다 보면, 성인은 하루에 얼마를 먹어야 하고, 소아는 얼마나 먹어야 한다는 복용 지시량을 발견할 수 있다. 그러나 이 또한 평균적인 사람을 기준으로 한 최소한의 지침일 뿐이다. 따라서 질환이 있거나 몸 상태가 어떠냐에 따라 복용 목표와 방법이 달라져야 한다. 단순하게 정리하자면, 첫째, 목표 용량을 정하고, 둘째, 목표까지 이르고 유지하기 위해 어떻게 할지를 정하면 된다.

1. 목표 용량

결핍을 면하기 위해서라면 인터넷에서 검색하거나 제품의 표면에 제시된 권장량을 따르면 된다. 그러나 중증 질환이 있거나 다른 어떤 목적 있다면, 그에 따라 혈중 비타민 D 농도의 목표를 정하면 된다. 질환에 따른 구체적인 내용은 아래 표를 참조하면 되는데, 예를 들어 유방암이라면, 혈중 비타민 D 농도를 최소 50 이상 유지하는 것을 목표로 한다.

질환 예방 및 치료 효과를 내기 위한 최소 혈중 비타민 D 농도

관련 상황	혈중 비타민 D 농도(ng/ml)
구루병과 골연화증 예방	15~20
부갑상선 호르몬 분비의 억제	20~30
장내 칼슘 흡수 최적화	34
노인의 신경 근육계 능력향상	38
내장기관의 암 발생률 감소	38
당뇨, 다발성 경화증 방지	30~70
대장암 발생률 50% 감소	33
대장암 방지	30~50
자궁암 방지	40~70
유방암 발생률 50% 감소	52
유방암 방지	50~70

2. 목표 혈중농도에 도달하고 유지하는 방법

먼저 목표 혈중농도에 이르고 유지하기 위해 그에 합당한 보충제를 투여하는 방법을 결정해야 한다. 목표 용량에 도달하기 위해 경구로 할지 주사로 할지, 경구로 섭취할 경우 몇 IU로 할지, 주사를 선택할 경우 2주에 한 번 할지 한 달에 한 번 할지 등을 정한다. 목표 용량에 도달한 뒤에는 유지를 위해 3개월에 한 번씩 주사를 맞거나 매일 1000IU씩 복용하는 등 방법을 결정하고 진행하면 된다.

비타민 D 혈중 농도를 높이는 방법에 관한 재미있는 논문이 있다. 6주에 한 번 30만 IU를 주사하는 방법은 한 번에 빠르고 높게 혈중농도를 올리는 장점이 있지만, 주사를 맞는 행위 자체에 따르는 불편함이 있다. 한편, 매주 6만 IU씩 경구로 복용했을 때도 목표 혈중농도에 도달하는 결과를 얻었다. 이 경우 주사보다는 간단한 방식이지만, 꾸준하게 자주 섭취해야 한다는 점이 다소 불편했다. 따라서 어느 방법이 좋으냐 보다는 환자의 상황과 취향에 따라 선택하면 된다.

함께 복용하면 좋은 짝꿍들

좋은 성분이라는 이유로 한 가지만 단독으로 과량 복용하는 것 보다, 그 성분과 궁합이 잘 맞고 상호보완적인 성분들을 함께 복용하는 것이 좋다. 대표적인 예가 비타민 C와 MSM, 그리고 비타민 D와 비타민 A의 조합이다. MSM과 비타민 C는 둘 다 결체조직, 즉 콜라겐 등을 함께 만드는 성분이며, 이 둘이 서로 협력하여 조직을 회복하고 복구한다. MSM은 세포 내 비타민 C 흡수를 촉진한다. 예를 들어 비타민 C만 100을 먹으면 효과가 100이고, MSM만 100을 먹었을 때도 효과가 100이라면, 비타민 C와 MSM을 각각 100씩 함께 먹으면, 서로 상승효과를 내어 몇 곱절 높은 효과를 낸다. (대략적인 예측일 뿐 구체적인 방정식은 아니다)

비타민 D와 비타민 A의 조합 역시 마찬가지이다. 이를 증명하는 논문이 하나 있다. 비타민 D와 비타민 A를 단독으로 사용했을 때는 감기에 대한 예방이나 증상 완화 효과가 없었지만, 함께 복용하면 감기에 걸리는 빈도와 중증도가 감소하는 것으로 조사되었다.

더불어 비타민 A와 비타민 D는 단독으로 과량 사용하면 부작용이 있을 수 있으나, 함께 사용하면 독성이 없다. 비타민 D와 비타민 A를 단독으로 투여하면 각각의 한계 효용을 넘어서는 용량에서 독성 효과가 나타나지만, 같이 복용하면 함께 흡수되고 함께 작용하기 때문에 한계 용량이 증가하여 독성 효과가 나타나지 않는다.

5.
면역 회복 치료

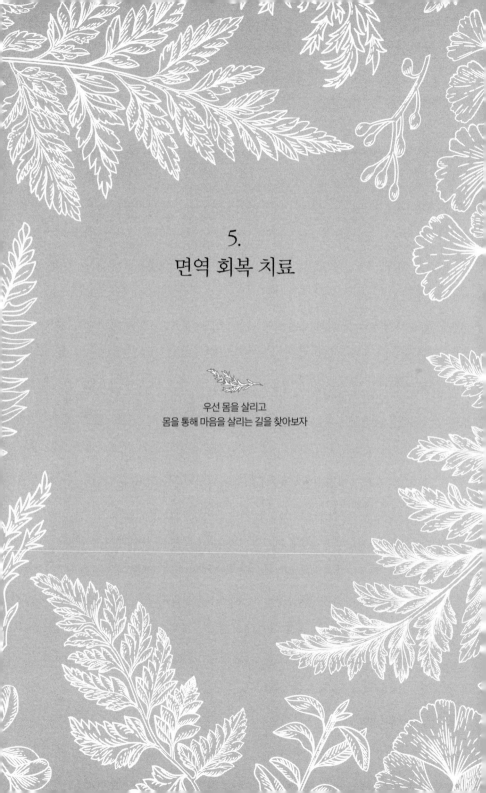

우선 몸을 살리고
몸을 통해 마음을 살리는 길을 찾아보자

암을 진단받으면

나의 오랜 주제이자 진심인 비타민 C, 이를 공부하고 임상에 적용하고, 학회와 강의를 이어온 지 10여 년이 되었다. 책의 시작부터 지금까지 치유를 위한 마음가짐, 음식과 환경, 생활습관 등을 이야기했는데, 현실적이고 즉각적이며 가시적으로 치료의 효과를 끌어내는 핵심 중 하나는 비타민을 이용한 영양치료다.

따라서 5장에서는 비타민 치료와 관련한 보다 구체적이고 학술적인 내용을 강의하듯 풀어볼 생각이다. 의학적 근거부터 실제 비타민 치료를 할 때 환자들이 궁금해하는 부분과 의사들이 알아야 할 구체적인 치료의 실제 내용과 프로토콜에 대해서도 정리하였다.

암은 누구에게나 큰 병이다. 남의 일로만 생각하다가 막상 암을 진단받으면, 대개 사람들은 부정하고 받아들이기 힘들어한다. 당연하다. 진단이 오진이기를 바라는 마음에, 좀 더 정확한 진단을 받으려고 더 큰 병원의 유명한 의사를 섭외해서 다시 한번 찾아가기 마련이다.

특히, 상대적으로 의료 접근이 어려운 지방의 사람들은 암 진단 후 어떻게든 서울의 유명 대학교수에게 진단을 확인하려는 경우가 많다. 사돈에 팔촌까지 모든 인맥과 노력을 동원해 어렵게 특진을 예약하고, 긴 검사와 진단 끝에 날짜를 정해 수술을 받는다. 이때까지는 서울의 가족과 지인들에게 도움을 받을 수도 있다. 그러나 이후 항암 방사선 치료가 계속 이어질수록 지인들에게 불편을 끼치는 게 부담스러워 병원 근처 숙박 시설을 이용하게 되는 경우가 많다. 이른바 대학병원 근처 하룻밤 4만 원짜리 '암 환자 방'이 성행하는 이유다.

처음 암을 진단받은 사람들은 도대체 어떤 병이고, 무얼 해야 하는지 정보를 검색하기 시작한다. 인터넷과 서적을 뒤지고, 지인에게 묻고, 동우회에 가입해 정보를 얻는다. 무슨 암인지, 어떤 치료를 하는지, 어느 병원의 어떤 의사가 치료를 잘하는지, 대안 치료가 가능한지, 어떤 영양제가 좋고 어떤 음식을 먹어야 하는지 같은 것들이다. 그러나 정보를 깊이 찾아볼수록, 무엇이 자신에게 적합하고, 어떤 것이 상업적인 홍보인지 헷갈리기 시작한다. 서로 상충하는 권고안도 있고, 현실적으로 실천하기 힘들 때도 있고, 금전적인 한계에 부딪히기도 한다.

수많은 책과 정보, 어디까지 읽어야 하나

인터넷에서 건강과 영양이라는 주제로 책을 찾으면 수천 권이 검색된다. 2021년 현재 한국어로 된 책만 2,000권이 넘는다. 그중에는 의사가 쓴 책도 있고, 간호사나 물리치료사, 생물학자가 쓴 책도 있다.

일반인이 자신의 경험과 공부를 토대로 정리한 책도 많다. 그 내용으로는 암 치료를 위해 무엇을 먹었다, 무엇을 안 먹었다, 어떤 성분을 어떻게 했다, 조리를 어떻게 했다는 등 다양하다.

그렇다면, 이 모든 책을 다 읽으면 답이 나올까? 그중에는 서로 상충하는 내용도 많은데, 도대체 어느 말을 믿고 어디까지 해야 하는가? 음식이 중요하다는데, 그렇다면 음식이 다인가? 책들이 권하는 영양제를 모두 먹으면 될까? 그 많은 영양제를 먹을 수는 있을까? 그 모든 걸 소화할 수는 있을까?

암 환자는 절박하다

폐암을 진단받은 모 개그맨이 백방으로 방법을 모색하던 중 미국의 조 티펜스(Joe Tippens)라는 60대 폐암 말기 환자가 "전신에 암이 전이됐으며 폐암 말기로 시한부 선고를 받았으나 의사 처방 없이 3개월간 펜벤다졸을 복용한 결과 암세포가 없어졌다."라고 주장하는 영상을 보게 된다. 간절하고 절박한 마음에 어렵게 개기생충 약을 구하여 복용한다. 이후 뇌의 전이가 없어졌다며 희망찬 얼굴로 생활하는 모습을 전하는 보도도 있었고, 또 얼마 후에는 "난 실패했다. 개 구충제 암 환자에 절대 안 권할 것" "경추까지 암 전이" "가족이라면 먹지 말라고 반대할 것"이라는 제목의 기사도 나왔다.

효과는 차치하고라도 '왜 사람이 그렇게까지 해야 하는가?' 하는 생각이 들 수도 있다. 그러나 아픈 사람은 막상 "현대 의학으로 더 이상 할 것이 없으니 집에 가서 하고 싶은 거 하면서 여명을 즐겁게 지내라."라는 말을 들으면 지푸라기라도 잡고 싶은 절박한 상황이 된다.

옛말에 '화엄사 해우소의 똥물이라도 먹고 나을 수만 있다면 뭐든 하고 싶은 마음이 된다'고 했다. 그것이 아픈 사람들의 상황이다. 그래서 어떤 사람들은 비행기를 타고 유럽에 가서 중립자 치료를 하기도 하고, 일본에 가서 수억 원에 달하는 면역 치료를 하기도 하고, 미국의 친척이 어렵게 구했다는 희귀한 성분의 영양제를 한주먹씩 먹기도 하고, 중국의 비전(秘傳)이라는 약침을 구해 암 병변 부위에 아침저녁마다 찌르기도 한다.

암은 왜 생기고 어떻게 없앨까

내가 의과대학에서 병리학을 배울 때는, 일부 환경적인 원인 등
이 선행 원인이 되기도 하지만, 기본적으로 암은 유전자의 발현이
원인인 유전질환이라고 배웠다. 그러나 최근에는 암도 고혈압이
나 당뇨처럼, 우리 몸을 이루는 세포의 살림살이가 제대로 작동하
지 않는 대사 장애에 의한 질환으로 생각한다. 즉 암은 대사질환이
며, 고혈압이나 당뇨처럼 대사를 잘 조절하면 나을 수 있다는 것
이다. 그 개념을 잘 정리한 사람이 토머스 세이프리드(Thomas N.
Seyfried) 박사이며, 그의 저서에 매우 구체적으로 내용이 정리되
어 있다. 그의 정리 이후 대사 조절로 암을 치료하고자 하는 암 대
사의학회 등이 생겨 활발히 활동 중이다.

영국의 물리치료사인 제인 맥렐란드(Jane McLelland)는 35세 미
혼 시절에 자궁 경부암, 폐 전이 4기를 진단받고 시한부 판정을 받
는다. 그는 불굴의 의지로 자신이 아는 모든 지식을 동원해 치료에
집중하였다. 그녀는 암이 탄수화물과 단백질, 지방을 소화하는 비
정상 세포라는 판단 아래, 대사를 차단하는 다양한 약물을 이용해
치료를 시행했다. 그리고 자기 생각과 투병 과정을 정리해 『암을
굶기는 치료법(How to Starve Cancer without starving yourself)』이
라는 이름으로 책을 펴냈다. 이 책이 대중적으로 큰 반향을 불러일
으킨 이후, 그의 치료법을 공부하는 일반인 모임이 생기고, 의사들
의 모임도 생겼다.

이 치료법의 기본 개념은 간단하다. 암도 정상 세포처럼 3가지 영양소, 즉 탄수화물, 단백질, 지방을 영양소로 하여 먹고 사는 세포이며, 이를 소화하기 위해 여러 가지 소화 효소를 이용하는 살림살이 대사를 한다. 그러므로 이 3가지 영양소의 공급을 차단하거나 이들 영양소가 있어도 흡수하지 못하게 하거나 세포 안에서 대사하지 못하도록 차단하면 암세포가 굶어 죽지 않겠느냐는 것이다. 이런 맥락에서 포도당 대사를 차단하는 성분이나, 영양소가 미토콘드리아에서 산화되어 에너지를 만드는 과정을 차단하는 물질을 복용하자는 것이다.

예를 들어, 이 같은 작용을 하는 성분 중 하나가 현재 당뇨병에 처방하는 메트포르민(metformin)이다. 메트포르민의 경우, 당뇨 환자는 보험 적용을 받아 급여로 처방을 받을 수 있지만, 암 치료를 위해 대사 차단 목적으로 사용하면 허가 사항을 벗어나는 목적이기 때문에 약값을 모두 부담해야 한다. 심지어 메트포르민을 비급여로 처방받기 위해서는 이 같은 목적을 이해하고 처방해주는 의사들을 찾아가서 설명하고 이해를 구해야 하는 번거로움까지 있다. 기본적으로 메트포르민은 그 효과가 좋아서 당뇨병에도 처방하는 성분이지, 태생 자체가 당뇨에만 사용하라는 약은 아니다. 아스피린이 진통 소염제뿐만 아니라 항 혈소판 작용이 뛰어난 혈전 억제제이기도 한 것과도 같다.

개 기생충 약이라 일컬어지는 메벤다졸(mebendazole, MBZ)이 바로 메트포르민 성분이며, 기본적으로 이 성분은 세포 분열 중 한 단계를 차단하는 효능을 가지고 있다. 이 효능이 암의 분열 억제에 효능이 있어서 COC(Care Oncology Clinic)에서 이를 처방하는 것이며, 기생충 등에도 효과적이어서 개의 기생충 약으로 쓰는 것이다.

이 같은 치료의 근거를 이해하는 의사들이 이러한 약물을 정리하였고, 이 치료를 받고자 하는 환자들이 이들을 찾아가 처방을 받아서 약을 복용하기 시작했다. 우리나라에도 몇몇 곳의 병원과 의사들이 이를 시행하고 있다.

길을 잃었어요

나도 암 대사치료를 공부하고 COC 프로토콜을 정리하여, 일부 처방을 시행하고 있었다. 어느날 나의 진료실에 제인 맥랠란드의 방법대로 약물을 복용해온 환자가 찾아왔다. 그중에는 비급여로 의사로부터 고용량으로 처방받아야 하는 항목도 섞여 있었고, 한국에서 구하기 힘든 약물도 포함되어 있었다. 그는 자신이 먹고 있다는 약의 사진을 보여주면서, 치료과정에서 겪은 고충과 느낀 점을 털어놓았다.

"병원에서 주는 항암제가 싫어서 대안을 찾던 중에, 누가 복용했다는 구충제에 눈이 번쩍 뜨였습니다. 공부하면서 COC 프로토콜, 제인 프로토콜 등에서 정리한 약제들을 접하게 되었습니다. 처음

엔 신세계 같았습니다. 오랜만에 공부하는 재미도 있었습니다. 희귀한 약품들을 어렵게 구했을 땐 성취감마저 들었습니다. 그렇게 하나씩 갖추다 보니, 집의 약장에 약과 보조제들이 쌓이기 시작했습니다. 어느 순간 그 양과 종류가 너무 많아지면서 '이것이 내가 원하던 것일까? 내가 원했던 게 뭘까?' 하는 생각이 들었고, 진정한 치료란 하루하루 일상 속에서 지속 가능해야 한다는 각성이 있었습니다. 그러기 위해서는 쉽고 단순해야 하고, 부담 없고 안전해야 한다고 생각합니다. 아무리 좋은 치료라도, 현실적으로 불가능하거나 실현하기 어렵다면, 그건 없는 거나 마찬가지더군요. 여기에서 길을 잃었습니다. 고백하건대 약과 보조제들이 버겁습니다."

그는 자신이 공부하고 시행해온 치료가 뭔가 잘못된 것이 아닌가 싶은 생각이 들었다고 했다. 자연치료, 대사치료를 시작했지만, 막상 해보니 생각보다 어렵고 무언가 길을 잃은 듯한 느낌이 든다고 했다. 무얼까? 우리가 놓치고 있는 것은 도대체 뭘까?

치료의 전술을 바꾸다

2020년 캐나다에 개최된 '국제 IV 영양치료(International IV Nutritional Therapy)' 학회는 영양치료, 특히 비타민 정맥주사에 집중한 치료를 다루었다. 이 학회에서 다룬 주요 주제는 다음 세 가지였다.

1. 삶의 질 향상

2. 항암 치료에서 회복

3. 암 환자 보호를 위한 치료

즉, 암 자체에 대한 직접적인 공격이 목표가 아니라, 암 환자의 삶의 질 향상, 수술이나 항암 방사선 치료에 의한 부작용 감소와 회복을 목표로 한다는 것이다. 더 나아가 암을 둘러싼 미세 환경을 교정하여 눈에 보이지 않는 암 줄기세포의 억제를 구체적인 전술로 하였다.

이를 위해 정맥주사에 담길 여러 가지 성분을 제시하였으며, 다행히 그중 일부는 한국에 들어왔고, 또 일부는 이름도 생소한 성분이다. 현재 암 치료를 공부하는 의사들 사이에서 이들 성분의 수입과 치료법의 정착을 위해 노력 중이다. 그중 대표적인 것이 비타민 C 주사요법이다.

2010년대 초반, 나는 비타민 C 치료를 공부하고 그 가능성을 확인하기 위해 미국과 일본의 대표적인 클리닉을 방문해 연수하고 배우고 돌아왔다. 그때 나는 신세계가 열린듯했고, '바로 이것이다' 싶었다. 부푼 가슴으로 '이것으로 난치병을 해결할 수 있겠구나' 싶은 마음에 열심히 진료에 적용하고 학회를 구성하고 강의를 하며 노력하였다. 그러나 현실은 만만치 않았다.

비타민 C를 왜 굳이 주사까지 해야 하느냐며 "TV 뉴스에서 비타민 C를 먹으면 콩팥에 돌이 생긴다"고 했다는 환자들도 있었고,

제도권의 배척으로 인해 비급여 항목으로 분류됨에 따른 비용상의 문제, 어렵게 치료하는 과정에서 마주치는 환자 주위의 의심 가득한 시선 등 첩첩산중이었다.

10여 년의 시간이 흐른 지금, 이제는 조금씩 비타민 C 주사요법에 관한 인식이 확대되면서 많은 사람이 이 치료를 상식으로 받아들이게 되었고, 여러 병원에서 시행하고 있다. 그러나 아직도 비타민 C 주사요법의 발전과 정착은 진행 중이다.

먹으면 되지 굳이 주사를 맞아야 하는가

그럼에도 불구하고 아직 많은 혼선이 있다. 먹으면 되지 굳이 주사를 맞아야 하느냐는 것이 그 첫 번째다. 경구로 많은 용량을 복용하는 것을 '메가 도스'라고 하고, 고용량으로 주사하는 것을 IVC라고 한다. 비타민 C는 혈중 농도에 따라 다른 효과를 나타내는데, 같은 비타민 C 성분이지만, 경구로 복용하느냐 주사를 맞느냐에 따라 혈중 농도가 다르다.

영장류는 비타민 C를 몸에서 만들지 못한다. 따라서 생명을 유지하기 위해서는 비타민 C를 외부에서 섭취해야 한다. 매일 아침 신선한 레몬 한두 개면 하루 동안 생명을 유지하기 위한 최소한의 비타민 C를 흡수할 수 있다. 이 용량이 영양권장량(RDA, Recommended Dietary Allowance)이다.

체내에서 비타민 C를 만들어 내는 동물들의 종류와 생성 기관은 다음과 같다.

양서류(콩팥)
파충류(콩팥)
조류(콩팥 또는 간)
포유류(간)

동물들은 평소에 최소량의 비타민 C를 만들다가, 요구량과 소모량이 증가하는 상황에서는 스스로 합성량을 증가시킨다. 예를 들어 성장과 발달이 필요한 시기, 상처를 입어 조직의 회복이 필요할 때, 염증이 있어서 항산화 작용이 증가할 때 등이다. 그러나 사람은 마찬가지 상황에서도 외부에서 섭취해야 하기 때문에 비슷한 상황에서 비타민 C를 적절하게 공급받지 못하면 비타민 C 결핍 증상들이 나타난다. 대표적으로 신체 면역력 저하, 피로감, 무력감, 권태감, 부종, 혈관 기능장애, 출혈, 조직의 콜라겐 합성 저하, 혈중 콜레스테롤 상승, 관절통, 피부탄력 저하, 소화 장애, 스트레스로 인한 예민, 우울, 빈혈 등이다.

이를 예방하는 방법은 간단하다. 식품으로 예방하려면 레몬, 브로콜리, 양배추, 키위, 딸기, 연근 같은 비타민 C가 많이 함유된 음식을 먹으면 되고, 식품으로 공급하기 어렵다면 비타민 C 제품을 직접 섭취하면 된다.

인간의 내장은 비타민 C를 필요한 만큼만 흡수하고 나머지는 몸 밖으로 배출한다. 이때 배출하는 것을 우리가 볼 때는 설사라고 한다. 따라서 이 용량을 장내, 즉 장이 인내하는 용량이라고 하는데, 그 양은 개개인에 따라 다른 만큼 자신의 몸에 귀 기울이는 연습이 필요하다. 어느날은 1그램으로도 충분하지만, 피곤하거나 염증이 생길 때는 설사하기 직전의 용량을 복용하면 된다. 예를 들어 10그램을 먹고 설사를 했다면 9그램 내외를 복용하면 된다. 알약이 좋으냐 분말이 좋으냐 액상이 좋으냐 하는 문제는 상황에 따라 결정하면 되는 그다음 문제다.

비타민 C는
어떻게 암을 선택적으로 공격하는가

아침에 레몬 몇 개를 먹었을 때 혈중 비타민 C 농도는 약 0.1mM 이하다. 이 농도는 생존을 위한 기본적인 농도이며 이를 생리적 혈중 비타민 C 농도라고 한다. 비타민 C를 경구로 약 1~3그램 복용하면, 혈중 비타민 C 농도가 약 0.15~0.2mM 정도가 되고, 정맥주사로 10~100그램을 주사하면 비로소 혈중 비타민 C 농도가 약 5~15mM이 된다.

이 정도 농도에서 암세포는 비타민 C에 의한 세포 독성 효과로 인해 괴사한다. 다행히 정상 세포는 이보다 훨씬 높은 농도인 20mM 이상일 때 비타민 C에 의한 영향을 받기 시작한다. 따라서 고용량으로 비타민 C를 주사해도 20mM 이하로만 유지하면 암세포만 선택적으로 독성 효과를 받는다.

정맥주사에도 2가지가 분류가 있다

약 30여 년 전에 미국의 내과 의사 존 마이어스(John Myers)는 다양한 질환에 정맥주사로 비타민과 미네랄을 혼합해 주사하여 많은 치료 효과를 보고 그 내용을 정리하였다. 이것이 요즈음 거의 일반 명사처럼 쓰이는 마이어스 칵테일 주사이다. 처음 마이어스가 치료할 때는 비타민 주사의 성분도 몇 개 되지 않았고, 그 용량도 현재의 제품에 비하면 10분의 1도 되지 않았다. 이후 정맥주사 요법이 많이 발전하고 확대되어, 그 치료 대상도 단순 피로, 감기에서부터 이제는 암을 비롯한 만성 질환까지 확대되었으며, 사용하는 성분 역시 대여섯 가지에서 수십 가지 성분으로 늘었고, 함량 역시 고함량으로 발전하였다.

이러한 기본적인 마이어스 칵테일에서 사용한 비타민 C는 체중 1kg당 약 0.1g 정도인데, 이를 이제는 저용량(low dose)이라고 한다. 이 용량의 효능은 면역 증진, 피로 개선, 항산화, 삶의 질 향상 등이다.

이에 비해 체중 1kg당 약 1g을 사용하는 방법을 고용량(high dose)으로 분류하는데, 이는 보다 적극적으로 산화 촉진을 유발하여 암세포 독성 효과를 기대하는 방법이며, 대표적인 것이 고용량 정맥주사다. 이때는 다른 성분들, 예를 들어 셀레늄(selenium), 알파 리포산(alpha lipoic acid) 등도 고용량으로 병행하는 특별한 치료 방법을 사용한다.

원인일까 결과일까

대부분의 암 환자들은 진단 당시의 검사 소견상 비타민 C가 결핍된 상태다. 특히, 말기 암 환자의 절반가량은 진단 당시에 이미 비타민 C 결핍이다. 학술적인 궁금증을 완벽하게 해결해 결론이 나올 때까지 암 환자들을 기다리게 해야 할까? 일단 급한 불부터 끄면 안 될까?

리오단 클리닉의 연구조사에 따르면, 암 환자의 45%에서 혈중 비타민 C 농도가 10mM 미만의 결핍 상태로 나타났고, 18%는 10~30mM로 저하된 상태였다. 약 23%만 정상 수준의 혈중 비타민 C 농도였다. 기니피그를 이용한 연구에서는, 하나의 개체 내에 여러 개의 암이 생긴 경우, 비타민 C 농도가 높을수록 종양의 크기가 작다는 결과도 나왔다.

그렇다면 비타민 C는 어떻게 항암 효과를 내는 걸까? 복잡하고 방대한 생화학적 반응 중에서, 암 발현의 핵심적인 길목을 지키고 있는 것이 저산소증 유도 전사 인자-1α(hypoxia-inducible transcription factor, HIF-1α)다. 이 인자가 활성화되면 암 유전자가 발현되고, 억제되면 암의 발현도 억제된다. 이 요소는 그 이름대로 세포 내 산소가 저하되거나 비타민 C가 부족할 때 활성화되는데, 비타민 C와 산소가 충분하면 이 요소가 억제되어 암 유전자가 발현되지 않는다.

고용량 비타민 C 정맥주사요법

노벨상을 2번 받은 화학자 라이너스 폴링(Linus Pauling)으로부터 널리 퍼지기 시작하여 지금도 계속 발전하고 있는 비타민 C. 이를 정맥주사로 투여하여 암세포에서만 선택적으로 세포 독성 효과를 나타내는 시술이 '고용량 비타민 C 정맥주사 요법'이다.

리오단 클리닉의 비타민 C 정맥주사 프로토콜

미국 리오단 클리닉에서 정리한 기본적인 프로토콜을 기반으로 좀 더 안전하고 효과적으로 소기의 목적을 달성하기 위한 확인 사항은 다음과 같다.

처치 빈도: 최소 주 2회 이상

유지 기간: 최소 6개월 이상

비타민 C 원료: 제품 자체가 좋아야 하며, 냉장 상태에서 빛을 차단하여 생산, 운반, 보관

비타민 C 용량: 체중 1kg 당 1g 내외

주사 속도: 최소 초당 2~3방울

적정 비타민 C 수용액 농도: 비타민 C 1cc당 수액 약 10cc

병행하는 기폭제: 혈중 비타민 C 농도를 좀 더 높게 오래 유지하기 위한 성분(알파 리포산 등)

혈관의 굵기: 가능하면 굵은 혈관이 환자 편이와 효율에 좋다(팔꿈치 앞쪽 정맥)

부스터(booster): 같은 용량이라도 주사 놓는 속도를 조절하여 혈중 비타민 C 농도를 높게 유지

──── 투여 방법에 따른 분류

참고로, 주사하는 형태에 따른 분류는 다음과 같다.

- Continuous IVC: 초기에는 정맥주사 효과를 극대화하기 위해 입원의 형태로 하루 24시간 내내 주사하였다.
- Bolus IVC: 이후 효율성을 위해 주 2~3회 외래 방문하여 두세 시간 정도 주사하는 형태가 되었다.
- Hybrid IVC: 혈중 비타민 C 농도를 좀 더 오랫동안 400 이상으로 유지하는 방법을 찾는 과정에서, Bolus IVC를 주 2~3회 실시한 후, 환

자가 집으로 갈 때 음압이 걸린 챔버 등을 이용해 휴대용 주사기로 24시간 주사하는 형태로 Bolus와 Continuous를 합한 형태가 시도되고 있다.

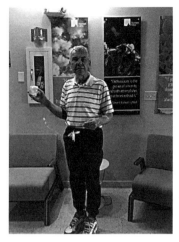

Hybrid IVC를 체험하는 모습

어떻게 맞는 것이 효과적일까

나는 환자분들을 초진 상담할 때, 최고의 치료 효과를 기대하려면 최소 주 2회 이상 주사 치료를 하라고 권한다. 그렇게 이야기하면 적극적인 분들은 좀 더 좋은 효과를 내기 위해 연달아 주사를 맞는 것은 어떠냐고 물어온다.

초창기 IVC에 대해 하병근 박사와 공부를 할 때 이 질문을 그에게 했다. 대답인즉, '때린 놈 연달아 때리기'라는 비유를 들며 이왕이면 연달아 맞는 것도 좋다고 대답했다.

최근 들어 연구자들에 의해 그 근거가 확인되었다. 주 2회를 맞을 경우, 연달아 맞는 편이 3일 간격으로 주 2회 주사하는 것보다 암의 성장이 억제되는 것으로 나타났다. 그러나 이 방법이 절대적이지는 않다. 예를 들어, 거리상 이동이 힘들거나, 한번 맞을 때마다 피곤함이 크다면 일단은 회복하는 데 좀 더 초점을 맞추는 것이 좋다. 막상 해보면 많은 변수가 생기는 만큼, 연속으로 맞느냐 간격을 두고 맞느냐에 신경 쓰기보다는 주 2회를 지키는 데 주력해야 한다.

비타민 C 혈중 농도 400mg/dl 이상이면 암세포가 파괴된다

비타민 C는 암세포에 선택적인 세포 독성 효과를 발휘한다. 그렇다면 어느 정도 양을 주사하면 효과가 있을까? 그냥 1그램이면 될까? 아니면 100그램 이상이어야 할까? 구체적으로 어느 정도 용량, 어느 정도 혈중 농도일 때 효과가 있을까? 미국 리오단 클리닉에서 그에 대한 근거를 제시한 논문을 발표했다.

여러 가지 암세포를 배양하는 과정에서 비타민 C 농도를 달리해보았더니, 비타민 C 농도가 400mg/dl 이상일 때 암세포의 생존율이 뚝 감소하는 것을 확인하였다. 이를 근거로 하여, 혈중 비타민 C 농도 400mg/dl를 목표로 하는 프로토콜을 정리하여 발전시키고 있다.

비타민 C 혈중 농도를 어떻게 알 수 있을까

비타민 C 혈중 농도는 주사 후 측정하여 확인하는 것이 이상적인데, 주사 후 채혈하여 확인하는 직접법, 체중과 주사용량 등을 측정하여 추정하는 간접법이 있다.

가장 정확한 방법은 당연히 비타민 C 주사 후 직접 혈액을 뽑아서 비타민 C 농도를 측정하는 것이다. 검사를 위해서는 몇 가지 장비와 절차가 필요하며, 비타민 C 주사가 워낙 예민한 물질인 만큼, 냉장 후 되도록 빨리 임상검사실로 보내야 한다. 일선 의원에서는 직접 검사하는 곳이 거의 없으므로 대개는 전문 임상검사센터에서 외주 검사를 해야 하는데, 그나마도 비타민 C 검사를 정확하고 신속하게 제대로 하는 곳이 드물다.

그래서 이를 보완하기 위해 잘 입증된 데이터를 기반으로 한 간접법을 많이 사용한다. 간접법 중에서 가장 편리하고 널리 알려진 방법은 체중을 기반으로 한 대략적인 치료 목표의 추정이다.

비타민 C 고용량 정맥주사의 기준은 체중 1kg당 1그램 내외의 비타민 C를 주사하는 것을 말한다. 예를 들어 몸무게 50kg인 사람은 대략 50그램의 비타민 C 주사를 목표로 한다. (이 수치를 목표로 저용량부터 증량해야 한다는 뜻이다)

또 다른 접근 방법으로는 '투여량×375÷체중'의 계산식을 활용하는 방법이 있다. 예를 들어, 75kg인 사람은 비타민 C 80그램을 주사했을 때 비타민 C 혈중 농도 400이 된다. 체중이 100kg인 사람은 적어도 100그램 이상을 맞아 고용량이며, 체중이 20kg인 소아는 비타민 C 25그램만 맞아도 혈중 농도가 468이 되어 고용량 정맥주사를 시행한 셈이 된다.

혈당 측정기는 바보

비타민 C는 포도당으로부터 몇 단계를 거쳐 생체 내에서 합성된다. 따라서 비타민 C, 즉 아스코르빈산(ascobic acid)은 포도당과 구조적으로 매우 비슷하다.

문제는 당뇨 환자들이 사용하는 혈당 측정기가 포도당과 아스코르빈산을 구별하지 못한다는 점이다. 이런 이유로 비타민 C 주사를 맞은 당뇨 환자들이 혈당 측정치가 증가하여 '이게 무슨 일인가?' 하기도 했고, 혈당이 높아졌다는 생각으로 혈당 약을 증량하거나 인슐린을 증량하여 저혈당이 되기도 했다. 따라서 당뇨 환자들은 비타민 C 주사를 맞는 날에는 혼선을 피하기 위해 혈당 검사를 하지 말 것을 권한다.

한편, 혈당 측정기가 포도당과 아스코르빈산을 감별하지 못하는 점을 역으로 이용해 혈중 비타민 C 농도를 추정하기도 한다. 간단한 수식으로 표현하면 다음과 같다.

IVC 시작 전 혈당 − IVC 끝난 후 혈당 = 혈중 비타민 C 농도 추정값

단, 측정 시점에 따라 최곳값이 변하므로 값을 정확히 반영하지는 않을 수 있으며, IVC를 증량하는 과정에서 참고로 사용할 수 있다.

비타민 C 치료 효과를 높이기 위한 노력

병원을 방문한 70대 남자 환자 한 분이 계셨다. 수년 전 건강검진에서 대장암 2기 진단을 받고 대장 절제 수술을 하였고, 이후 재발과 전이를 억제하고 면역을 높이기 위해 정보를 수집해 실행했고, 한방 치료도 병행했다고 하셨다.

처음 내원하여 병력에 대한 기본적인 상담을 한 이후에, 조심스럽지만 강력하게 치료에 대해 요구를 하셨다.

"원장님, 제가 나름대로 비타민 치료 동우회 회장을 맡으면서 이런저런 내용도 파악하고 몇 군데를 다니면서 치료를 받고 있습니다. 이왕이면 제대로 비타민 치료를 한다는 원장님께 치료를 받고 싶어서 왔는데, 한 가지 부탁이 있습니다. 제가 가입한 암 치유 동우회에 올라온 간증을 보니, 100그램을 맞고 나왔다고 합니다. 저도 수액을 생리식염수로 해서 1리터에 100그램을 믹스해서 주사해주십시오."

"말씀하신 내용 잘 이해했습니다. 그러나 선생님의 현재 체중이 50kg이신데, 비타민 C 100g은 좀 과한 듯합니다. 100g을 맞을 수도 있지만, 득보다 실이 더 많을듯합니다. 더구나 100g을 생리식염수 1리터에 믹스하는 것은 수액의 오스몰 농도가 과하고, 오히려 전해질 불균형이 발생할 수 있습니다. 미국 리오단 클리닉에서 권장되는 프로토콜에도 맞지 않고, 오히려 혈관이 힘들 텐데요."

"동우회에서 다들 그렇게 맞고 나왔다고 그럽니다. 꼭 좀 부탁합니다."

사람마다 상황이나 체중에 따라 적정한 비타민 C의 용량이 있다. 과하지 않은 수준에서 최대 용량으로 맞는 것은 괜찮지만, 최대 용량을 초과하는 수준으로 주사를 맞으면 자칫 몸에 무리가 올 수 있다. 반대로 저용량으로 맞거나 횟수를 줄이면, 치료하더라도 기대하는 효과를 얻기 어렵다.

혈중 비타민 C 농도를 높이는 안전하고 효과적인 방법

비타민 치료를 함께 공부하고 내용을 공유하는 카페에 0.5그램짜리 비타민 C 정맥주사 30개를 이용해 15그램짜리 고용량 비타민 C 주사로 만들어 치료해도 되느냐는 글이 올라왔다. 글을 올린 분이 근처 병원에 갔더니 비타민 C 0.5그램짜리 제품밖에 없어서 이런 식으로 주사를 해달라고 요청했다며 그래도 괜찮냐고 질문을 했다.

우리나라에 처음 비타민 제품이 나오기 시작할 때는 종류도 거의 없고 함량도 최소한의 용량이었다. 이후 비타민 치료에 대한 인식이 바뀌고 널리 보급되면서 제품도 다양해지고 고용량 제품도 나오기 시작했지만, 아직 부족한 것이 현실이다. 그러나 이를 제약 회사만의 책임으로 돌리기는 어렵다. 좋은 성분의 고함량 제품을 만들어도 사용법을 아는 사람이 많지 않고 인식도 부족하기 때문이다. 쓰는 사람이 없으면 회사로서는 수익에 맞게 용량과 종류를 최소화할 수밖에 없다.

몇 년 전, 세계에서 가장 비타민 C 연구와 치료가 활발하고 우수한 미국 리오단 클리닉에 연수를 간 일이 있다. 당시 그들이 쓰는 IVC 전용 25그램 비타민 C 제품이 참 좋았다. 한국에서도 일부 의사와 환자 사이에 좋은 성분과 함량을 가진 비타민 C 제품에 대한 갈증이 있었고, 공부를 많이 한 환자 중에는 직접 미국에 있는 지인 등에게 요청하여 고함량 환원형 비타민 C 제품을 구해와서 주사해 달라는 분들도 있었다.

비타민 C는 강력하고 예민한 항산화제이다. 이 말은 산소에 예민하다는 뜻이다. 강력한 만큼 쉽게 변질되며, 보관이 소홀하거나,

햇볕에 노출되거나, 상온에 노출되면 항산화력이 떨어진다. 마치 잘라놓은 사과가 갈변하듯 비타민 C 제품도 그 색깔이 변한다. 이렇게 변질된 제품은 항산화력이 감소하여 복용에 유의해야 한다.

주사제도 마찬가지다. 병원에 배송되어 오는 비타민 C 제품은 냉장 보관이 기본이고, 주사 수액 세트도 차광 세트를 쓴다. 미국과 일본의 제품은 유리병도 두껍고 차광도 잘되어 햇볕에 잘 보호된다. 용량도 25그램 단위여서 수액을 준비할 때 손이 덜 가고, 감염 확률도 감소한다. 예를 들어 75그램을 주사한다면, 10그램짜리는 7~8개를 준비해서 만들어야 하지만, 25그램 제품은 세 개만 준비하면 되기 때문에 간호 인력의 준비도 수월하고, 감염이나 기타 부수적인 위험도 덜하다.

높은 비타민 C 혈중 농도를 얻는 법

전문적으로 비타민 C 치료를 하는 유명 클리닉에서 어느 환자에게 10그램 제품 8개로 80g을 주사한 경우와 25그램 제품 3개로 75그램을 주사한 후 비타민 C 혈중 농도를 측정했더니, 전자는 408이었던 반면, 후자는 용량이 5그램 줄었음에도 488이 나왔다.

나는 한국에 품질 좋은 환원형 비타민 C 제품 들여오고 싶어서, 수입에 관한 업무와 실무를 진행시켰다. 미국의 리오단 클리닉의 책임 담당자를 한국에 초대하여 구체적인 수입과 협력에 대해 논의했다. 그러나 현실은 이상과 달랐다. 아직 이에 대한 인식이 부족하고, 효능은 좋은데 수입 단가가 높아서 가격 저항이 있을듯하다며 제

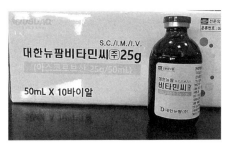

국내에서 유통되는 IVC 전용 25그램 비타민 C 제품

약회사들이 난색을 보였다. 그렇게 몇 년이 지난 후, 드디어 국내의 한 회사(오케이팜: 031-348-0904)에서 비록 소수의 환자일지언정 간절히 기다리는 분들을 위해 고함량 비타민 C 제품을 출시하였다. 나름대로 어렵게 한국에 출시된 좋은 제품이기에, 부디 많은 분이 이 제품의 치료 혜택을 누리기를 바란다.

혈중 농도를 높이는 주사법은 무엇인가

비타민 C 정맥주사 치료 효과를 높이기 위해 많은 노력이 진행되고 있다. 그중 한 가지는 같은 용량의 비타민 C를 주사하더라도, 속도를 조절함으로써 좀 더 오랫동안 혈중 비타민 C 농도 400mg/dL 이상으로 유지하는 방법이다.

60g의 비타민 C를 일정한 속도로 주사하면 400mg/dL 이상까지 올라갔다가 금세 내려오는 데 비해, 같은 양이라도 3/4은 빨리 주사하고, 1/4은 천천히 주사했더니, 좀 더 오래 혈중 비타민 C 농

도가 400mg/dL 이상으로 유지되더라는 연구 결과가 확인되었다. 이를 일컬어 'large fast, low slow'라고 표현한다.

그러나 이 내용은 실험실에서의 시도이며, 정확히 확정되지 않은 부분이 있어서 임상에서 적용하려면 좀 더 확인이 필요한 상황이다.

표준 IVC 치료법

이제 임상에서 IVC를 시작할 때 어떻게 진행하는지, 치료 계획과 진행에 대해 정리해보자.

1. 첫 만남

병으로 인해 심신이 지치고 취약한 환자가 새롭게 병원을 찾으면 불안한 마음이 든다. '이 의사는 어떨까?' '치료를 제대로 할까?' '나를 이해할까?' '돈만 밝히는 건 아니겠지?' 하는 생각이 들기 마련이다. 의사도 초진 환자에게는 특히 주의를 기울여야 한다. 환자가 어떤 성향인지, 어떤 목적을 가졌는지, 치료에 잘 순응할지 등에 대해 파악해야 한다.

이는 치료를 지속적으로 잘 이어가기 위해 서로에게 중요한 과정이다. 목적에 관해 충분히 대화하고 합의하여 현실적으로 가능한 정도를 파악한 다음, 금전적인 상황까지 잘 양해되어야 한다. 그래야 지속 가능하고 편하다. 그런 다음, 의사는 환자의 기본적인 의무기록을 파악하고 정리하여 신장이나 간 기능 등에 대해 숙지하고, 특히 비타민 치료를 위해 G6PD 검사도 한다.

2. 치료 목표 용량을 설정하고 증량하기

치료 목적에 따라 적극적으로 고용량 IVC를 하기로 했다면, 체중 기반으로 목표 용량을 정하고 아기들에게 이유식을 하듯 천천히 증량한다. 그 이유는 고용량 IVC 역시 항암 주사에 준하며, 제대로 치료된다면 몸에서 많은 변화가 생기고, 주사 이후에 기운이 좀 빠질 수 있으니, 환자의 반응을 살피면서 천천히 증량하기로 한다.

하루 간격으로 25, 25, 50을 주사한 다음, 혈중 비타민 C 농도가 400인지 확인한다. 만약 400이라면 50으로 주 2회 유지하고, 400이 안 되었다면 75로 올려서 연속 주사하여 혈중 비타민 C 농도가 400인지 다시 확인한다. 확인 결과 400이라면 75로 주 2~3회 유지하고, 400이 안 되었다면 다시 100으로 증량하여 같은 방법으로 진행한다.

3. 적정 용량으로 유지하기

적정 용량으로 꾸준히 주 2회 이상 6개월 이상 주사하는 것을 기본 치료로 한다. 필요하다면 월 1회가량 기본 혈액검사를 시행하여 환자 상태를 평가할 수 있다. 여기에 젖산 탈수소효소(LD), 글루타치온(glutathione), 셀레늄(selenium), 영양보충(nutritional support), 하이드레이션(hydration) 등을 병행·추가·변경할 수 있다.

치료하는 동안만 효과가 있다

목표대로 암이 안정기에 들었을 때, 안심하는 마음에 갑자기 치료를 중단해서는 안 된다. 그 이유는 다음과 같다.

전립선 암 환자에게 고용량 비타민 C를 주사하여 암 표지자(PSA) 값이 감소하였다. 그러나 몇 주간 고용량 비타민 C 주사를 중단하였더니, 다시 PSA 값이 증가하였다. 다시 고용량 비타민 C를 주사하니 PSA 값이 급속히 정상 수준으로 감소하였다. 이때 어떤 이유로 치료를 못 하게 되자 다시 PSA 값이 치솟았다는 치료 사례가 있었다. 따라서 가급적 지속적으로 치료를 관리해야 하고, 부득이하게 치료를 중단해야 한다면 그에 상응하는 대처 방안을 마련해야 한다.

고용량 비타민 C 정맥주사 프로토콜

IVC 치료에 관한 여러 나라, 여러 사람의 경험과 프로토콜이 있다. 그중 전 세계적으로 표준치료의 지침이 되는 것은 리오단 프로토콜(Riordan Protocol)이다.

리오단 연구소는 세계에서 비타민 C 연구와 치료가 가장 활발한 곳으로, 2년에 한 번씩 이 곳에서 심포지엄이 열리고 있으며, 의사를 대상으로 한 별도 프로그램도 있다.

나 역시 2014년에 이곳에서 연수하였으며, 이후 일본 정주의학회 등과 교류하며 한국 실정에 맞게 '한국형 프로토콜'을 꾸준히 발전시키고 있다.

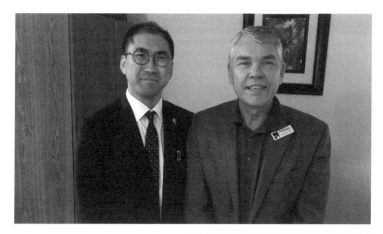

리오단 클리닉 연수 당시 론 허닝헤이크 박사와 함께

리오단 프로토콜

182쪽에 제시된 표가 가장 표준적인 IVC 치료법인 리오단 프로 토콜이다. 비타민 C 몇 그램을 어떤 수액에 얼마나 넣을지, 추가하는 성분의 용량과 최종 수액의 오스몰 농도 및 투여 속도까지 최적의 조건을 정리한 표다.

예를 들어 비타민 C 50그램을 IVC 처치할 경우, 25그램짜리 비타민 C 2개(비타민 C 25g/50ml 제품이므로 50그램이면 100ml), 마그네슘 2ml, 주사용 증류수 398ml를 준비한다. 그런 다음 이를 모두 믹스하면 약 500ml의 수액이 완성된다.

이 수액을 0.5g당 약 1분 속도로 주사하면, 약 100분 동안 비타민 C 50g을 주사하게 된다.

TABLE 2. SCIENTIFIC RATIONALE

TREATMENT VOLUME OF ASCORBIC ACID	SOLUTION VOLUME		WITHDRAW FROM SOLUTION AND DISCARD	REMAINING SOLUTION	INJECT VOLUME OF AA INTO SOLUTION	INJECT VOLUME OF MgCL2 INTO SOLUTION	FINAL VOLUME	INFUSION RATE	TOTAL INFUSION TIME
	RINGER LACTATE	STERILE WATER							
15 grams (30cc)	250 cc		31cc	219 cc	30 cc	1 cc	250 cc	0.5-1.0 g/min	~0.5 h
25grams (50cc)	500cc		51cc	449cc	50cc	1cc	500cc	0.5-1.0 g/min	~1 h
50 grams (100cc)		500cc	102cc	398 cc	100 cc	2cc	500cc	0.5-1.0 g/min	~1.5 h
75 grams (150cc)		750cc	152cc	598cc	150cc	2cc	750cc	0.5-1.0 g/min	~2.5 h
100grams		1000cc	202cc	798cc	200cc	2cc	1000cc	0.5-1.0 g/min	~3.5 h

리오단 IVC프로토콜

한국형 IVC 프로토콜

한국형 IVC 프로토콜은 리오단 프로토콜을 한국의 의료 현실을 고려하고 임상에서 좀 더 안전하고 효과적으로 적용하기 위해 내가 정리한 프로토콜이다. 특히 암을 비롯한 다양한 질환을 비롯해 항염, 항노화 목적으로 IVC 처치를 원하는 분들을 위해 비타민 용량 및 추가성분을 정리하였다.

예를 들어, 체중 45kg 내외의 암 환자가 고용량 비타민 치료를 하려면, 대략 50그램의 비타민 C를 주사하면 된다. 25그램짜리 2개, 즉 50그램의 비타민 C를 주사용 증류수 500밀리리터에 섞는다. 이때 마그네슘 10%짜리 제품 약 5cc와 칼슘 3cc를 같이 섞어

적응증	고함량 비타민 C 25g/vial	Diluent & Electrolyte	DPS	일정
항염 -심한 육체노동 시 비타민 C 결핍증상, -급성 호흡기 및 바이러스 감염	25g/ 1 vial	Normal Saline 250~500ml Mg 3~10cc, Ca 3cc	2	주 2회
항노화 -성형, 미용 시술 후 회복촉진, 부작용 감소 -기미, 주근깨, 염증 후의 색소 침착	1 vial	Normal Saline 250ml Mg 3cc	1.5	시술 전후
항암 -화학요법, 방사선 치료 부작용 감소 및 회복촉진 -암세포에 대한 선택적 세포 독성	성인 체중 기준 ~45kg 2 vial	주사용 증류수 500ml Mg 5cc, Ca 3cc	2.5	주 2회
	~70kg 3 vial	주사용 증류수 1,000ml Mg 7cc, Ca 5cc	2.5	
	~90kg 4 vial	주사용 증류수 1,000ml Mg 10cc, Ca 5cc	2.5	

한국형 IVC프로토콜

서 초당 2.5방울의 속도로 주사하면 된다. 주 2회 이상, 기본 치료
는 6개월을 권장한다.

얼마나 오래 맞아야 하는가

초진에서 치료의 목적과 실제에 대한 대략적인 상담이 끝나면,
환자분들이 자주 물어보는 질문이 있다. '다 좋다. 그런데 이 치료

를 언제까지 해야 하는가?' 하는 질문이다. 이에 관한 대답은 임상적인 경험의 결과로 정리되어 있다.

목적한 대로 고용량 비타민 치료의 효과를 보기 위해서는 일정 기간 이상 규칙적으로 치료를 시행해야 하며, 이에 대한 경험적인 리오단의 정리는 다음과 같다.

"처음 6개월은 주 2회를 시행하고, 이후에 평가하여 재발이나 전이의 증거 없이 암이 안정기에 들었다면, 이어지는 6개월은 주 1회 시행하여 총 1년을 한다. 이후 2년 차에는 한 달에 2번, 이어서 한 달에 한 번 IVC를 시행한다. 물론 이것이 완전한 공식(Magic Formula)이라고 확정할 수는 없지만, 적어도 최선 중 하나라고 경험상 말할 수 있다."

이를 기본적인 형태로 하되, 암을 비롯해 별도의 증상이 있거나, 환자의 선택이 수술과 항암 방사선을 병행하는 것이거나, 항암 치료에 우선순위를 둔다면, 그에 맞추어 환자의 선택이 최선이 되도록 별도의 회복 주사나 해독 주사를 병행하여 치료 주기와 기간을 조절하는 것이 바람직하다고 생각한다.

비타민 C가 신장 결석을 유발한다?

비타민 C 치료에 관심이 없거나, 본인보다는 누군가가 좋다고 해서 시행하거나, 적극적으로 권하는 주위의 지인에 이끌려 병원에 내원하는 분들이 가끔 있다. 이런 경우, 치료에 관한 설명을 하면 의아한 표정으로 질문을 던진다.

"텔레비전 뉴스에서 보니까 비타민 C는 과용량이 필요 없다고 하던데요?"

처음 비타민 치료를 보급하고 의사들을 교육하고 홍보하던 때에는 이 질문에 대한 구체적이고 과학적인 근거를 준비하여 상세히 설명하고 설득하려고 많은 노력을 했다. 그러나 어느 순간 알았다. 이것은 설득의 문제가 아니다. 믿지 않으려는 사람을 믿게 만들려면 참 진이 빠진다. 아무리 얘기해도 들으려 하지 않기 때문이다. 모든 행동은 인식의 변화로부터 시작한다. 누구나 자기가 아는 범위 내에서 판단하고, 믿는 바대로 행동한다. 누가 잘못된 것도 없는 것 같다.

특히 오해하는 것 중 하나가 비타민 C 주사에 의해 신장의 기능이 나빠지거나 결석이 생기고, 혈당과 요산 수치에 변화가 온다는 걱정이다. 결론적으로 말하자면, 신장의 기능이나 혈당값, 요산 수치 등은 비타민 치료로 인해 나빠지지 않으며, 오히려 안정적으로 유지된다.

리오단 연구소에서 이에 대한 명쾌하고 깔끔한 답변을 제시한 논문도 제시된 바 있다. 구체적으로 설명하면, 먼저 신장의 기능을 나타내는 검사 값은 고용량 비타민 치료 기간 내내 이전보다 안정

화되어 정상 범위에 있었다. 혈당값 역시 고용량 비타민 치료 전보
다 안정적으로 유지되었으며, 요산값도 치료 전보다 치료 이후에
더욱 안정적이었다.

치료를 시작할 때 확인해야 할 사항들

초진 상담을 하고, 치료의 목적과 방법에 대한 환자와 의료진 간의 공감대가 형성되어 실제 치료를 시작하면, 이후 안전하고 효과적인 치료를 담보하기 위해 몇 가지 확인해야 할 사항이 있다.

먼저 기본적으로 환자의 상태에 대한 의무기록을 정리해야 한다. 이는 의사의 자세한 문진과 병력 청취도 중요하고, 환자의 협조도 필요하다. 병이 언제 발생하였고 진단받았는지, 어떤 검사와 치료를 하였으며 어떤 반응과 부작용이 있었는지, 어떤 약을 먹고 있는지, 복용하는 영양제나 병행하는 치료는 무엇인지 정리해두면 진료의 효율이 급격히 증가한다. 나를 찾아온 환자 중 한 분은 이전의 의무기록과 진단서, 소견서 등은 물론, 자신의 병력, 그동안 있었던 일들을 두툼한 파일로 정리해 가져왔다. 이런 분들의 경우, 자신의 치료에 관한 내용을 잘 알고 있으며, 치료과정에 적극적으로 협력한다. 의사 역시 이런 분들일수록 좀 더 자세히 들여다보게 되고, 치료의 구체적인 내용을 섬세하게 가다듬을 수 있다.

의무기록지 작성

초진 환자에게는 의무기록지를 작성하게 하여, 하고 싶은 이야기나 증상 등에 대해 충분히 편안하게 적으라고 한다. 이는 환자와 의사 서로에게 매우 유익한 일이다.

환자의 ECOG 수행지수를 확인한다

ECOG 수행지수(Eastern Cooperative Oncology Group performance scale)는 암 환자의 일상생활 능력을 체크하고 치료의 방침을 결정하기 위해 만든 측정 지표다. 0점부터 5점까지의 척도로 나뉘며 아래의 분류로 구성된다.

0: 암에 걸리기 전과 똑같이 모든 활동이 가능한 상태. 활동에 제한이 없음.
1: 가벼운 거동이나 집안일을 수행할 수 있는 상태. 육체적으로 힘든 일은 어려움.

힐락 IVNT Chart

정확하고 효과적인 치료를 위해 자세한 답변 부탁드립니다

1. 진단받으신 질병, 현재 복용 중인 약이 있으신가요?

진단명 :   (무슨 암 :   몇기 :   ), 고혈압, 당뇨, 아토피, 기타
치료 여부 : 수술하셨나요? (예/아니요)   수술 날짜 :
현재 복용 중인 약물, 약물 알러지 :   체중 :
임신 여부 (예/아니요) :   키 (대략) :

2. 비타민 치료 해보신 적 있으신가요?

언제 :   어디서 :
어떤 주사 :   효과는 어떠셨나요?

3. 운동하시나요? : 어떤 운동, 주 몇 회

4. 복용하시는 영양제, 건강기능 식품

건강을 위해 어떤 것을 하시나요?

5. 치료에 대해 궁금하거나 부탁하고 싶으신 점 있으신가요?

6. 어떤 치료를 하고 싶으신가요?

원인의 진단( ) 근본적인 완치( ) 예방 목적( ) 활력 있게 살기( ) 건강한 상태의 유지( ) 기타:

7. 기타

기능 의학 문진표 : 환자분이 느끼시는 증상을 체크 부탁드립니다.

☐ 체중 감량이 힘들다	☐ 춥다. 손발이 시리다
☐ 소화가 잘 안 된다	☐ 변비가 있다
☐ 저녁에 피로하다	☐ 우울하다
☐ 피부가 건조하다	☐ 손톱, 머리카락이 건조하고, 잘 깨진다
☐ 오전에 얼굴과 눈꺼풀이 붓는다	☐ 관절이 오전에 뻣뻣하다
☐ 일어설 때 어지럽다	☐ 오전에 눈뜨기 힘들다
☐ 충분히 자도 피로회복이 안 된다	☐ 짠 음식이 당긴다
☐ 짜증이 잘 난다	☐ 잦은 감기, 방광염, 장염에 걸린다
☐ 긴장하면 손에 땀이 난다	☐ 커피, 담배 중독이다 하루 몇 잔( )/몇 갑( )
☐ 식사를 거르면 너무 힘들다	☐ 인내심이 떨어진다
☐ 쉽게 지친다	☐ 혈압이 낮다
☐ 얼굴, 손, 발 등이 붓는다	☐ 상처가 잘 나고 멍이 잘 든다
☐ 자다가 쉽게 깬다	☐ 밤에 다리에 쥐가 난다
☐ 하루종일 긴장해 있다	☐ 매일 두통이 있다
☐ 기타 특이 증상	☐ 짜증이 잘 난다

성 함 :	주민등록번호 :
연락처 :	주 소 :

초진 환자를 위한 의무기록지

2: 거동하거나 스스로 몸을 돌볼 수는 있으나 추가적인 일은 수행하기
  어려움. 깨어 있는 시간의 50% 이상을 일어나서 생활할 수 있음.

3: 스스로 몸을 돌볼 수는 있으나 제한이 있음. 깨어 있는 시간의 50% 이
  상 누워서 생활해야 함.

4: 대부분 침대에 누워 있는 상태로, 활동이 불가함.

5: 사망 상태.

이의 임상적인 적용은 항암 치료를 하면서 ECOG 척도에 따라
치료 여부 및 정도를 결정하게 된다. 예를 들어 ECOG 척도가 1이
라면 좀 더 적극적인 치료를 고려해볼 수 있고, ECOG 척도가 4라
면 보존적인 치료를 먼저 고려해보아야 한다.

체중을 측정하자

환자의 상태를 파악하는 여러 요소 중 가장 간편하고 여러모로
해석할 수 있는 것이 체중이다. 암 환자의 비타민 치료 초기에 체
중을 확인하는 이유는 이를 기반으로 환자에게 최적의 비타민 C
용량을 추정하기 위해서다.

고용량 비타민 C 치료를 하려면 체중 당 약 1그램 내외의 비타
민 C 용량을 사용한다. 물론 이전에 설명한 것처럼, 초진에서 이
예측을 토대로 시작 지침으로 사용하고, 보다 정확한 용량은 이후
에 증량 과정에서 조정할 수 있다.

어떤 환자에게 적당한가

모든 환자에게 언제나 효과적인 치료법은 드물다. 임상 의사의 역할 중 하나는 효과를 볼만한 환자에게 최선의 치료법을 적용하는 것이다. 비타민 치료도 마찬가지다. 모든 환자가 이 치료를 원하는 것도 아니며, 모든 환자가 이 치료를 받을 수 있는 것도 아니다. 따라서 초진 상담 때, 의사는 치료의 효능과 한계를 잘 설명하고, 환자는 자신의 상황과 철학에 합당한 치료법을 선택해야 긴 치료과정을 효과적으로 행복하게 진행할 수 있다.

비타민 치료를 포함해 대체 요법이나 보완 치료, 자연 치료 등으로 표현되는 치료법의 적절한 후보는 다음과 같다.

먼저 병이 많이 진행하여 수술이나 항암 방사선 치료로 적절한 치료 효과를 기대할 수 없을 때, 치료를 감당할 수 없을 정도로 체력이 저하된 상태일 때, 기존 치료의 효과를 높이고 부작용을 감소시키기 위한 보완적 목적일 때, 기존 치료와 별개로 삶의 질 향상, 수면의 질 회복, 통증의 감소, 후유증 감소 등을 원할 때, 병의 기수와 상관없이 기본 치료를 하지 않고 보완적인 치료만으로 병의 경과를 조절하고 싶을 때 등이다.

치료의 효과를 기대할 수 있는 검사 기준

고용량 비타민 C 치료를 받을 수 있는 검사상 기준은 다음과 같다.

첫째, 기본적으로 암을 조직학적으로 확진 받은 상태이다. 물론 암 확진을 받지 않고, 암이 의심되는 상태에서도 고용량 비타민 치료를 예방 차원으로 하시는 분들도 있고, 단순히 건강 증진 목적으로 하시는 분들도 있기는 하다.

둘째, 종양 척추를 압박하는 경우에는 주의하거나 금기이다. 고용량 비타민 치료를 하면, 비타민 C의 암세포 독성 작용으로 암 괴사가 진행되는 과정에서 일시적으로 암 종양이 부어오르는 경우가 있기 때문이다. 이때 암 종양의 위치가 척추에 붙어 있거나 척추를 눌러 압박하는 상황이라면, 일시적인 부종의 효과로 척수 압박이 심해져서 신경학적인 마비 증상이 올 수 있다.

셋째, ECOG 수행지수가 0~3 이내여야 한다. 지수가 4라고 해서 못할 것은 아니지만, 환자의 상태가 4에 이른 경우라면, 기존의 어떤 치료로도 적절한 효과를 낼만 한 상태가 아닐 수 있다.

다섯째, 혈액학적 검사상 빈혈이 없어야 하고, 신장 기능이 살아 있어야 하며, 간 기능이 비교적 정상이어야 치료에 의한 독성 반응을 회복할 수 있다.

적혈구는 핵도 미토콘드리아도 없다

우리 몸속 혈액에서 산소를 운반하는 적혈구에는 세포의 에너지 원인 ATP(adenosine triphosphate, 아데노신삼인산)를 만들어 내는 미토콘드리아가 없다. 그 이유는 산소를 운반해야 하는 주인공인 적혈구에 산소를 소비하면서 에너지를 발생시키는 미토콘드리아가 있으면, 산소 운반 능력이 떨어지기 때문이다. 이런 이유로 적혈구는 정상적인 산소를 이용하는 해당 작용 대신, 오탄당인산경로(pentose phosphate pathway)를 통해 에너지원인 NADPH를 만들어 내야 하는데, 이때 필요한 효소가 포도당6인산탈수소효소(Glucose-6-Phosphate Dehydrogenase, G6PD)다. 이 효소가 없으면, 산화된 글루타치온을 환원시킬 수 없고, 이로 인해 산화 비타민 C가 RBC를 용혈시킨다.

G6PD 결핍은 주로 지중해 국가 등에서 많이 발견되는 유전질환이며, 한국인의 경우 대략 4만명 당 1명 정도로 발견된다. 대개는 이전에 비타민 주사를 맞고 특이 사항 없었다는 이력으로 확인할 수 있지만, 확실히 하기 위해 초진 검사 때 기본적인 신장 기능, 간 기능 검사와 함께 G6PD 결핍 여부를 확인하여 정상임을 확인하는 것이 좋다.

고농도 비타민 주사를 맞으면 명현 현상이 나타날 수 있다

긍정적인 사람은 비행기를 만들고, 부정적인 사람은 낙하산을 만든다고 한다. 중한 병으로 새로운 치료를 함에 있어, 치료의 효과에 대한 기대와 함께 혹시 그로 인한 부작용이나 예상하지 못한 상황이 벌어질까 두려워할 수 있다. 중요한 것은 충분한 고려와 논의로 치료의 방향을 설정하고, 그에 대한 구체적이고 실현 가능하며 지속 가능한 치료법을 찾아서 시작하는 것이며, 이후 이어지는 예상 밖의 상황과 부작용 등의 상황은 그에 맞게 대처하는 것이 현실적이며 최선이다. 무언가를 해야 한다면 말이다.

고용량 비타민 주사는 항산화 주사 같은 피로 해소 주사와 달라서, 용량도 높고 종류도 다양하다. 이 주사의 궁극적인 목적은 몸 안의 암세포에 대한 선택적 산화 스트레스 유발과 그에 따르는 필연적인 독성 반응과 해독작용 등 많은 변화를 촉발하여 궁극적으로는 암의 환경을 역전시키는 것이다. 그러므로 이 주사는 맞는다고 해서 당장 기운이 나거나 즉각적인 암 크기의 변화를 기대할 수 없으며, 오히려 주사를 맞는 동안에는 지루하고 소변이 마려우며, 맞고 나서는 왠지 피곤하고 입이 마르고 얼굴이 화끈거리기도 한다.

이는 부정적(不定的)인 부작용(bad effect)이 아니며, 부수적(附隨的)인 부작용(accessory effect)이다. 그러므로 의사는 주사 전에 미리 그럴 수 있다는 점을 환자에게 알려서 안심시켜야 하고, 환자 역시 이러한 증상이 있다고 해서 치료 자체를 부정하거나 중단하지 말고 의사와 상의해야 한다.

증상이 심할 경우, 그에 대한 적절한 대처방안이 있고, 좀 더 편하게 치료받을 수 있는 지혜가 있다.

편안한 치료를 위한 지혜

내가 병원 대기실에 붙여 놓은 주사 치료 전후 안내문을 소개한다.

──── 주사를 맞기 전에

미리 소변을 봅니다. 주사 소요 시간이 약 90~120분 내외여서 소변이 차오릅니다. 주사를 맞으면서 화장실에 다녀오기는 불편하고 위험합니다. 주사 맞기 전에 최대한 방광을 비우면 편합니다.

──── 주사를 맞으면서

우리 병원의 비타민 칵테일 주사는 고농도의 성분이기에 코에서 약 냄새가 나거나, 예민하신 분 또는 처음 맞는 분은 살짝 메슥거릴 수 있습니다. 환기가 잘 되는 창문 옆 소파에서 맞거나, 침대에서 상체를 세우거나, 따뜻한 차나 오렌지 주스 한두 모금을 드시면 가라앉습니다. 일부 주사(특히 미네랄 성분)는 혈관 자극 증세로 맞는 부위가 저릴 수 있습니다. 주사 맞는 부위를 쓰다듬거나 핫팩으로 살짝 따뜻하게 합니다.

──── 주사 맞은 후

주사 맞은 자리에 멍(혈종)이 생기는 것을 예방하기 위해 바늘을 빼자마자 엄지손가락으로 3분간 지그시 눌러줍니다. (이때 문지르지 않습니다) 고농도 비타민 주사를 맞으면 물로는 가시지 않는 갈증이 심합니다. 시원한 오렌지 주스 또는 따뜻한 차를 권합니다.

질병의 원인과 치료

이 장에서 소개한 내용은 내가 암 환자나 난치병 환자들을 치료하면서 공부하고 정리한 내용과 그의 응용, 그리고 실제 환자들의 치료과정에 관하여 정리한 것들이다. 최고도 아니고 완벽하지도 않지만, 오늘 이 자리에서 내가 할 수 있는 최선의 노력이자 나름의 결과물이기도 하다.

암을 진단받으면 마음이 급해진다. 빨리 치료하고 제거하고 싶다. 당연하다. 온몸에 발진이 생기고 고름이 나는 경우도 있다. 가려움 때문에 피가 날 때까지 긁어도 성이 차지 않는다. 어떻게든 빨리 이 끔찍한 병변을 없애고 싶은 마음뿐이다. 그런 마음으로 병원을 찾지만, 대개는 원인을 알 수 없어서 증상을 완화하는 대증치료만 한다. 근본적인 치료를 도모해보지만, 생각처럼 쉽지가 않다.

암을 진단받은 사람 중에 수술이나 항암 부작용이 두려워 자연 치료를 생각하는 사람들이 많다. 공기 좋고 물 좋은 산속 요양병원을 찾아 암 치료식이라는 밥을 먹고 온돌에서 잠을 잔다. 그것이 과연 자연 치료일까? 실제로 해보면, 자연 치료라는 것이 말처럼 낭만적이지 않고 오히려 지루하고 험한 길인 경우가 많다. 차라리 다른 사람처럼 수술하고 항암 및 방사선 치료를 하는 편이 나을 수도 있다.

나에게 왜?

나는 성격이 급해서 눈앞에 해결되지 않은 일이 있으면 가만히 두고 보지 못한다. 남에게 피해를 주기는 싫고, 그렇다고 내가 피해를 받고 싶지도 않다. 생존과 생계를 위해 업을 행하는 현실 속에서, 환자에게는 치료를 잘하고 싶고, 사고는 나지 않았으면 싶고, 직원을 너무 힘들게 하고 싶지는 않고, 보건복지부에서 하라는 대로 규제와 권고는 해야겠고, 같은 건물에서 잘 지내고 싶고, 이상한 환자에게 마음의 상처를 받고 싶지도 않다.

어느날, 갑자기 온몸에 극심한 가려움을 동반한 피부 발진이 올라왔다. 미치도록 가려웠다. 피부과 친구들에게 사진을 보여주고 진단을 받았다. 원인은 '뜬구름 잡기'다. 스트레스나 환경적인 자극

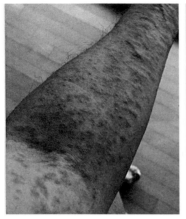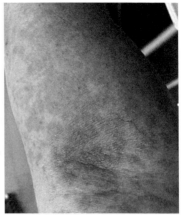

특발성 습진이 심했을 때 양팔 사진

일 것이다. 처방은 단순하다. 증상 호전을 위해 연고나 경구, 필요
하면 주사로 스테로이드나 항히스타민제 등을 이용하라는 등이었
다. 그리고 그 약들의 부작용을 없애기 위한 위장약도 가능하다.

내가 알고 있는 많은 것들, 효과가 있다는 여러 가지 처치를 시
도했다. 그러나 생각처럼 쉽게 호전되지는 않았다. 창피하기도 했
고 무력해지기도 했다. 나름 치료를 한다는 내가, 내 몸 하나 치료
하지 못하다니….

내가 놓치고 있는 것이 무엇일까? 내가 차마 적용하지 못한 치
료의 경계를 넘어서야 하는 것이 아닐까? 효과가 있을 것 같지만
'뭘 그렇게까지 해야 하나?' 싶었던, 내 몸에 대한 집중과 근본적인
관리를 해야 할듯했다. 그리고 눈 맑은 스승 몇 분을 만나 수행하

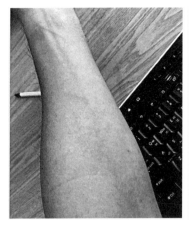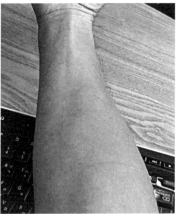

특발성 습진이 호전된 모습

듯 다른 차원의 세상을 경험하고 공부했다.

　어떻게 호전되었는지 궁금한 분들이 계실 것이다. 무엇을 먹었는지, 어떤 주사를 맞았는지, 무슨 해독을 했는지, 어떤 약을 발랐는지. 궁금증에 대한 단답형 답은 그다지 도움이 되지 않는다. 사실 이미 다 알고 있는 내용이기도 하다.

원인과 치료

　실수로 날카로운 가시가 손가락에 박혔다. 그냥 두었더니 가시 박힌 부위에 염증이 생겨 가렵고 붓는다. 이때 무엇을 해야 할까? 통증을 가라앉히기 위해 진통제를 먹고, 가려움증을 완화하기 위해 항히스타민제를 바르고, 붓기가 있으니 손을 심장보다 높게 들고 있으면 될까? 가장 정확하고 확실한 방법은 가시를 뽑는 것이다. 기능 의학은 영양제를 먹는 것이 아니다. 몸의 기능의 되살리는 치료다. 기능은 구조에 의해 결정된다. 구조과 기능은 하나이며, 분리되지 않는다.

그러나 현실은 그리 단순하지 않다. 가시가 아니라 몸속 깊은 곳에 생긴 암이라면, 그리고 그 원인이 외부에서 침입한 균이 아니라 내 몸속 세포가 어떤 원인으로 변한 것이라면, 그 부분을 도려내면 될까? 도려내기엔 너무 많이 퍼졌고, 없애도 계속 생겨난다면 어찌할 것인가?

201쪽 표는 리오단 연구소에서 암을 비롯한 만성 질환의 원인과 치료에 대한 이해를 돕기 위해 만든 것이다. 노란색 역삼각형이 병의 원인이고, 초록색 삼각형이 치료를 위한 요소다. 원인으로는 외부의 알레르기와 부적절한 음식, 스트레스, 독성 물질, 감염, 유전적인 원인이 있다. 치료를 위해서는 장이 건강해야 하며, 영양소가 적절해야 하고, 에너지 생성을 위한 갑상샘과 부신 기능의 정상적 작동, 몸속 대사 조절을 위한 호르몬의 균형과 깨끗한 환경, 규칙적인 운동, 삶의 균형과 사랑이 있어야 한다. 그리고 비타민 주사가 중요한 한몫을 담당한다.

이 모든 것을 단순히 들이붓는 것이 아니라, 각각 잘 조절되고 전체가 조화를 이루어야 한다.

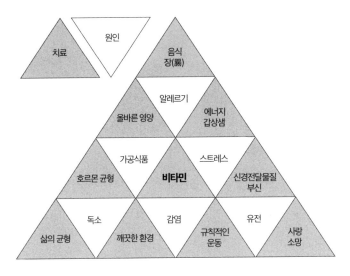

질병의 원인과 치료

암 환자를 위한 비타민 주사

암 환자에게 적용하는 영양치료의 목적은 다음 세 가지로 정리할 수 있다.

- 수술·항암·방사선 치료 과정 중의 정상 세포 보호
- 수술·항암·방사선 치료의 부작용을 줄이고 회복을 촉진
- 수면, 통증, 식욕, 부종, 우울감 등의 개선

원인인지 결과인지, 암 환자의 약 절반은 진단 당시에 이미 영양

결핍 상태이다. 따라서 부족한 영양소를 적절히 공급하면, 수술과 항암 방사선의 부작용이 감소하고, 회복이 촉진되어 치료 효율이 높아진다.

그렇다면 이제 막 위장 절제 수술을 한 환자에게 닭백숙을 준비해 얼른 먹으라고 할 것인가? 간 기능이 저하된 간 경화 환자에게 간에 좋다는 산삼을 가져다 먹으라 하면, 그 환자가 산삼을 소화할 수 있을까? 소화한 성분을 간에서 대사하여 순환시킬 수는 있을까? 당연히 그렇지 않을 것이다. 이런 경우, 최선이나 최고는 아니지만 주사 치료를 적절한 순간에 잘 이용하면 되지 않을까 한다.

수술 전후에는 어떤 영양소가 좋을까

암을 진단받으면, 대개 수술을 잘한다고 소문난 대형 병원의 외과 전문의를 찾아간다. 어렵게 진료를 예약하고 3개월을 기다려 외래진료를 받을 때, 간절한 마음으로 묻는다.

"수술하고 나면 잘 먹어야 한다는데, 무엇을 먹어야 할까요?"

질문을 받은 의사가 어떤 대답을 할 수 있을까? 밖에는 수십 명의 환자가 순서를 초조하게 기다리는 상황에서 음식에 관한 상담이 가능하기나 할까? 가장 현실적인 대답은 아마도 "잘 드세요."라는 대답일 것이다.

대형 병원의 외과 전문의들은 수술을 잘하는 의사다. 그 일을 위해 그곳에서 근무하는 분들이다. 그분들에게는 수술에 관해 문의하는 것이 효과적이다. 그 귀한 시간을 잘 쓰는 방법은 정말 이 상태에서 수술이 최선의 선택인지, 예후에 대해 무엇을 알아야 하는지 등을 상담하는 진료가 좀 더 바람직할 수 있다.

수술 전에 도움이 되는 영양치료 성분을 간단히 언급하고자 한다. 개복수술을 위해서는 적어도 한 달 전부터 그에 대비해 몸을 만들어야 한다. 그래야 수술에 의한 몸의 스트레스를 이겨내고, 창상의 회복을 촉진하여 부작용이나 감염의 확률을 낮출 수 있다. 이를 위해 사용할 수 있는 주요 영양소로는 수용성 비타민과 글루타치온 주사, 지용성 비타민의 경구 투여 등이 있다.

굳이 주사까지 맞아야 하는가

늘 이야기하지만, 주사가 체내에 성분을 투여하는 최선이자 최고의 방법은 아니다. 큰 질병에 걸려서 빨리 많은 양의 성분을 공급해야 할 때, 투여하려는 성분이 경구로는 잘 흡수되지 않을 때, 환자의 위장관 소화 능력이 저하되었거나 혈액 순환이 좋지 않을 때 부득이 정맥주사법을 이용하는 것이다. 그것이 주사의 미덕이다.

부록

나는 이렇게 치료합니다

항암치료 부작용 완화

암 환자들은 여러 가지 두려움 앞에 직면한다. 암에 의한 통증과 그로 인한 육체적 능력 상실, 가족에게 끼칠 영향과 경제적인 부담 등이다. 여성의 경우에는 유방암 수술 등에 의한 여성성 상실, 항암에 의한 탈모에도 마음이 쓰인다.

실제로 항암을 받는 환자들은 치료를 시작하기 전 병원에서 주는 두툼한 주의 사항에 압도당한다. 부작용 중 하나인 구내염 증상이 나타나면, 스치는 물 한잔에도 한 시간 동안 변기를 붙들고 구역질을 하기도 한다. 의식은 멀쩡한데 몸이 땅속으로 꺼지는 듯한 피로감으로 숟가락조차 들지 못하기도 하고, 손발이 저리거나 발바닥이 풍선처럼 부풀어 올라 제대로 걷기조차 힘든 상황이 되기도 한다. 항암제의 독성으로 생각이 멍해지고 의식이 흐릿해지는 경우도 다반사다.

그래도 이 정도 부작용은 양호한 편이고, 호전될 수 있는 수준이다. 정작 무섭고 두려운 항암제의 부작용은 후반부에 있다. 환자들은 겉으로 보이는 탈모나 설사 등을 걱정하지만, 의료진은 보이지 않는 후반부의 부작용, 즉 골수가 억제되어 백혈구·적혈구·혈소판 등이 저하되거나, 간이나 신장 기능이 떨어지는 것을 걱정한다. 특히 골수가 억제되면 사소한 감염에도 패혈증이 올 수 있기 때문에, 미열에도 온갖 검사를 하고 중환자실 신세를 지거나, 혈소판 저하로 작은 부딪침에도 여기저기 멍이 들거나, 내출혈 위험이 증가하기도 한다.

항암 전후 부작용 감소와 회복에 도움이 되는 성분들

최근 20여 년 동안, 기능의학에 기반을 둔 영양치료의 필요성이 점점 더 대두되고, 그를 뒷받침하는 연구 논문들이 많이 나오고 있다. 그러나 이러한 개개의 연구를 이제 막 진단받은 환자들이 공부하고 준비하기는 어려운 일이다. 따라서 이 같은 연구를 토대로 환자의 상황에 따라 최적의 치료를 하고, 청사진을 그려주는 통합의학 전문가가 절실히 필요하다.

지금까지 연구를 통해 경구투여의 근거가 확인된 성분으로는 강황과 멜라토닌(melatonin) 등이 있다. 잊지 말아야 할 것은 이 성분이 도움이 되려면 양이 충분해야 한다는 점이다. 멜라토닌의 경우, 2mg은 일반인을 위한 수면 유도와 유지 보조제 정도의 용량이며, 유방암 환자의 경우에는 최고 50mg의 멜라토닌을 복용해야 수면과 면역 조절 효과를 기대할 수 있다.

항암 치료와 비타민 치료의 병행

치료의 내용은 환자와 초진 상담 때 상의한 내용과 환자의 현재 상태에 따라 유동적으로 정한다. 만약 2주 후에 항암 치료가 예정된 환자라면, 주 2회 고용량 비타민 치료를 유지하다가 항암 치료 하루 전후로는 회복 해독 치료를 한다. 이때 환자에게는 항암 치료 후에 회복을 위해 비타민 주사를 맞으러 오는 것이지, 회복한 뒤에 오는 것이 아니라는 점을 설명한다. 항암 치료 전후 비타민 주사 간격은, 공인된 것은 아니지만, 24시간을 권한다.

항암제 치료에 항산화제를 투여해도 되는가

항암 전후에 비타민 치료를 권하면, 많이 물어보는 질문이 있다. "항암 치료는 암세포에 산화 스트레스를 주는 독성 치료라는데, 항산화 치료를 하면 암세포가 기운을 차리고 살아나지 않는가?" 하고 말이다. 이는 "비타민 C를 먹으면 신장 결석 생기지 않나요?"라고 묻는 것과 비슷한 상황이다. 최신의 과학적인 근거를 제시하더라도, 환자가 일단 매스컴이나 어디선가 이야기를 듣고 선입견을 품으면 그다음 이야기로 발전하기 어렵다. 여기서 그 대답을 정리하면 다음과 같다.

첫째, 항암제가 암세포의 산화 스트레스를 유발한다는 지적은 1세대 화학요법의 경우이며, 이후 새로 개발된 2, 3세대 이른바 면역 치료나 표적 치료는 산화 스트레스 기전과 상관없다.

둘째 어떤 기전이든 세포 독성 치료에 의한 조직 내 산화 스트레스는 필연적이며, 적절한 항산화 치료는 오히려 항암제에 의한 부작용을 감소시키는 효과를 내기 때문에, 결과적으로 치료 효과를 상승시키는 데 도움을 준다.

물론 아직까지 항암제와 비타민 치료의 병용에 대한 논란이 이어지고 있지만, 모든 이에게 모든 상황에서 늘 효과가 있는 치료란 없을 것이다. 임상에서 우리에게 주어진 일은 가용할 수 있는 치료법으로 환자의 상황에 맞추어 치료함으로써 환자가 치유에 이르도록 노력하는 것이다.

방사선 치료 전후 항산화 치료

'신경'은 우리 몸의 다양한 조직 중 재생이 가장 느리고 저산소 등에 취약한 조직이다. 저산소나 방사선 치료로 인해 세포 내 미토 콘드리아가 손상되어 조직이 괴사하면, 다른 조직에 비해 재생이 느리고 잘 되지도 않아서 손상의 회복이 어렵다. 이러한 신경 조직 손상의 증상이 감각 신경에 나타나면 손발이 저리거나 피부 감각 이 무뎌지는 증상이 나타나며, 뇌 조직에 나타나면 건망증이나 뇌 부종 등이 생긴다. 이같은 부작용을 감소시킬 수 있는 성분 중 가 장 유명한 것이 글루타치온 고용량 주사다.

글루타치온은 3개의 아미노산을 이루어져 있으며, 두 가지 형태 로 존재한다. 하나는 산화 형태인 GSSG(Glutathione disulfide)이며, 다른 하나는 환원 형태인 GSH(Glutathione sulfhydryl)이다.

이 중 강력한 항산화제로 작용하는 환원형 글루타치온(GSH)이 미토콘드리아의 손상을 억제하여 신경 세포 보호 효과를 발휘한다. 논문에 의하면, GSH를 병행 치료하면, 병행하지 않은 그룹에 비해 항암 치료 효과가 20% 이상 증가하고, 완전 관해도 비교군 대비 18% 증가하였으며, 신경 독성 반응이나 골수 억제도 감소하였다.

글루타치온 치료, 어떻게 해야 하나

이 역시 단순한 문제는 아니다. 긍정적인 효과가 있지만, 그 효과를 보려면 충분한 치료 농도까지 올려서 주사를 해야 한다. 글루타치온은 암 환자의 항암제에 의한 간 독성 예방 및 완화 목적으로 허가를 받았으며, 그때의 적정 치료용량은 체표면적으로 계산한다. 한국 여성을 기준으로 약 2,400mg이며, 남성은 약 3,000mg을 주사한다.

흔히 글루타치온이 피부 미백에 효과가 있다 하여 피부과 등에서 처방하기도 했다. 정확하게 설명하면, 글루타치온은 간의 해독 작용을 도와주는 강력한 항산화제이며, 이로 인해 부수적으로 일부 환자에서 피부가 밝아지는 효과가 있는 것이다.

파킨슨과 글루타치온

글루타치온을 고용량 주사하여 파킨슨 환자의 증상을 호전시키는 동영상이 등장하면서 여러 신경과에서 파킨슨 치료에 글루타치온을 사용하기도 하였다. 데이비드 펄머터(David Perlmutter)라는 신경과 의사가 보행 장애가 있는 파킨슨 환자에게 고용량의 글루타치온을 주사하여 증상을 호전시키는 동영상이었다. 이때 주사한 글루타치온 역시 용량이 3,000mg 이상이었다. 한국의 글루타치온 제품은 대개 600mg 내외이며, 흔히 미백주사로 많이 알려져 있고, 가격 역시 비급여로 비싼 편이다. 이를 치료 효과를 보기 위해 3,000mg 이상 주사하려면 비용도 만만치 않고, 설사 효과가 있다 하더라도 일시적인 증상의 호전이며, 한번 맞아서 되는 것도 아니고 주 1회 이상 지속적으로 관리 차원의 치료를 받아야 한다.

방사선 치료 전후 부작용 감소를 위해 유용한 노력들

가장 먼저 이야기하고 싶은 것은 방사선 치료 전 '간헐적 단식'이다. 무엇을 먹을까 생각하기보다 항암이나 방사선 치료 전후에 절식과 소식 또는 짧은 단식을 고려해보아야 한다. 그랬을 때 오히려 세포의 생존력을 높이고, 치료의 부작용에 대응하는 세포의 능력을 깨울 수 있다. 더불어 방사선 치료 기간에는 수분을 충분히 섭취해야 한다. 이 역시 "음, 그래. 물 중요하지. 알고 있고 늘 듣던 소리지." 할 수 있다. 그러나 여기서 더 나아가 실제로 꼭 챙겨야 할 일처럼, 한 시간마다 탈수된 자신의 몸에 물 한 잔을 주자. 더불어 항산화 용량의 비타민 C와 글루타치온 등을 꾸준히 투여하자. 특히 비타민 C와 방사선 치료는 상호보완적이며, 이를 뒷받침해주는 논문도 이미 많이 나와 있다. 항산화 용량의 주사든, 산화 촉진 목적의 고용량 주사든, 비타민 C 주사는 방사선 치료의 효과를 방해하지 않는다. 이같은 통합의학적 노력과 치료를 적절히 하면, 신경 손상의 회복이 비교군보다 월등히 증가한다. 더불어 경구로는 아연과 셀레늄, 주사로는 비타민 B5, B6, B12 등이 유용하다.

실제 임상에서 방사선 치료와 비타민 치료를 병행하는 예

방사선 치료를 주 5회씩 3주간 치료하는 일정이 잡혔다면, 나는 환자에게 규칙적으로 주 2회 이상 내원하여 비타민 치료를 하도록 권한다. 이때 치료 내용은 초진 상담 때 상의한 내용과 현재의 환자 상태에 따라 유동적으로 정한다.

1. 환자의 체력이 허락한다면, 주 2회 고용량 비타민 치료를 계속한다.
2. 환자의 전신 상태가 저하되고 방사선 치료 부작용이 예상된다면, 방사선 치료 기간에는 해독과 회복 주사로 치료한다.
3. 환자의 상태가 양호하고 적극적인 치료를 원한다면, 주 2회 고용량 비타민을 주사하고 1회는 해독 주사를 처치한다.

치료 사례

외래로만 진료하는 작은 의원 형태의 환경에서도 믿고 따라주시는 분들이 계셨고, 하늘이 돕고 환자분들의 지극한 정성이 있어서 기대 이상의 가시적인 효과를 본 경우가 있었다. 감사한 일이다. 사례를 정식으로 발표할 생각 없이 치료에만 집중하였기에, 치료 전후의 각종 검사결과를 완벽하게 제시할 자료는 부족하다. 극적인 효과를 보인 경우가 없지 않지만, 대개는 그러려니 하고 지나갔고, 치료 전후 조직의 크기 변화를 비교할 사진도 없어서 '치료 사례로 남겨둘 걸' 하고 뒤늦게 아쉬움을 느낀 경우도 많다.

여기에서는 환자분들의 자발적인 증언과 치료 전후에 검사해서 들고 오시는 검사 기록에 의거하여 몇몇 치료 사례를 주관적으로

나마 정리해 보았다.

유방암

공무원으로 재직하시던 여자분이다. 2009년 우연히 좌측 유방에서 제자리 암을 발견하고 수술적 제거를 하였다. 그후, 일을 줄이고 텃밭도 가꾸며 열심히 관리했지만, 반대편 유방에서 0.5cm 종양이 다시 발견되었다.

실망스러웠지만 이번에는 자연적으로 치료하고 싶다는 마음에 수술하지 않고 더욱더 열심히 관리하고 좋다는 것들을 해나갔다. 그러나 초음파 검사를 할 때마다 종양이 점점 더 빠르게 커졌고, 검사하는 의사가 걱정하는 마음에 적극적인 치료를 권하였다. 이 시점에 우리 병원에 와서 IVC 치료를 시작하였다.

기존에 하던 치료에 영양과 대사에 도움이 되는 성분들을 보충하고 IVC 비타민 치료를 열심히 하였다. 다행히도 이어지는 검사에서는 암의 성장 속도가 꺾였고, 심지어 종양이 줄어드는 기쁜 소식이 있었다.

유방암을 진단받고 개인적인 신념으로 수술이나 항암, 방사선 치료 없이 비타민 치료만을 하시는 분도 계셨다. 옳다 그르다 쉽게 말할 수 있는 문제는 아닌듯하다. 그분은 약 2년 반 동안 주 2회 꼬박꼬박 정확하게 오셔서 총 300회 가까이 비타민 주사를 맞으셨고 지금도 맞고 있다. 비타민 C의 용량만 계산해도, 약 11,860그램이다. 혈관은 멀쩡하고 오히려 점점 더 고무처럼 탱탱해진다.

대장암이 난소로 전이

지방에서 사무직에 종사하던 1989년생 여자분이다. 2019년 6월 장염으로 시작한 소화불량과 혈변으로 동네 의원과 한의원 등에서 치료하다가 2020년 1월부터 통증이 심해지고 열이 나서 대형 병원을 찾았다가 대장암 난소 전이 4기로 진단받았다.

암 수치가 높은 상태였으며, 삼성병원에서 수술 불가 판단으로 항암을 권유받았다. 이 분과 긴 상담 끝에 할 수 있는 최선을 다해보기로 하였고, 곧바로 환자분은 병원 앞에 방을 구해 암의 근치를 위한 모든 노력을 시작하였다.

그때부터 이 환자는 휴일을 제외하고 하루도 빠짐없이 병원을 방문해 최선의 치료를 다했고, 우리도 그의 노력과 정성에 보답하기 위해 물심양면으로 최선의 치료를 경주하였다. 결과도 중요하지만, 그 과정이 참으로 인상적이었다.

대장암이 폐로 전이

가끔 외국에서도 비타민 치료에 대한 문의가 온다. 심지어 홍콩,

캐나다, 미국, 아프리카에서 직접 비행기를 타고 오시기도 한다. 2015년, 대장암 2기 진단을 받으신 1968년생 남자분이 미국에서 찾아오셨다.

표준적인 미국 치료에 따라 수술과 항암치료 일정을 충실히 이행하던 중 안타깝게도 폐로 다발성 전이가 왔고, 이에 대한 항암치료를 추가하였지만 병변이 점점 심해지고 몸의 컨디션도 저하되기 시작했다. 이때 미국의 의료진이 건강이 허락할 때 한국의 가족을 보고 오라는 조언을 했고, 급히 한국으로 귀국하여 내원하셨다.

상담 후, 비타민 치료를 비롯해 폭넓고 다양한 항암치료를 병행하였으며, 다행히 상태가 호전되었다.

에필로그

부분과 전체를 함께

지금까지 암 등 만성 질환을 치료하기 위해 해야 할 것들을 나름 대로 정리해보았다.

환자의 상황이나 병의 경중에 따라 권하는 치료의 구체적인 내용은 늘 변한다. 이제 전체적인 완성을 위해, 실제로 병원 진료실에서 환자들에게 설명하기 위해, 개별적인 치료 항목이 전체적인 치료 완성에서 차지하는 비중을 설명하면 다음과 같다.

1. 마음이 치유의 시작이자 완성입니다
2. 습관이 바뀌어야 몸이 바뀝니다
3. 음식이 약입니다
4. 세포 대사 치료
5. 면역 회복 치료

가장 이상적인 치료의 구성은

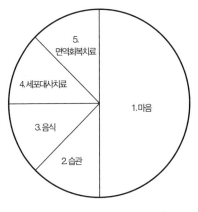

치료 전체에서 개별 항목이 차지하는 비중

1. 늘 마음을 챙기고,
2. 매일 기본적인 몸 챙김을 하고,
3. 하루하루 필요한 만큼의 영양을 잘 먹고 순환하고 배출하고,
4. 현재 있는 독소는 빼고, 아픈 세포를 되살리고,
5. 좀 더 크고 급한 덩어리는 의술의 힘을 빌려 억제하고 제거하는 것이다.

　1935년 가을 미국의 육군항공대는 막대한 예산과 수많은 지원을 받아 차세대 폭격기인 보잉의 '모델 299'를 개발하고 첫 시험비행을 했다. 최고의 기술로 만든 최신형 폭격기로 온 나라의 기대를 모았지만, 최정예 비행사가 조종석에 앉았음에도 불구하고 이륙하자마자 폭발해 추락했다. 실패의 원인은 어이없게도 아주 사소한 조종사의 실수였다. 너무도 많고 복잡한 장치를 눈앞에 둔 조종사가 출발 제어장치를 풀지 않고 온갖 발진 장치를 가동한 것이 원인이었다. 세상에 선보인 그 날 폐기 처분될 처지에 놓였지만, 대책회의 끝에 미국 육군이 내놓은 해결책은 의외로 간단했다. 한 장의 체크리스트가 그 해결책이었다.

조종사들이 조종석에 앉아서 할 일이 산더미같이 많지만, 그중에서도 반드시 지켜야 할 가장 기본적인 것들의 순서와 항목을 정리하였다. 여기에는 싱거울 정도로 단순한 사항들, 예를 들어 출발을 위해 브레이크를 풀었는가, 비행기 조종석의 창문은 닫혔는가, 조종사는 배탈이 나지 않았는가 등 이륙과 비행, 착륙, 지상 이동 시에 단계적으로 점검해야 할 핵심 사항이 담겼다. 이것이 그 크고 복잡한 비행기를 이륙시키고 정상적으로 움직이게 하는 데 가장 필수적이고 간단한 항목들이다. 이러한 단순명료하고 분명한 체크리스트를 도입한 이후, 모델 299로 총 180만 마일을 비행하는 동안 단 한 건의 사고도 발생하지 않았으며, 이 비행기는 미군의 핵심 기종이 되어 제2차 세계대전에서 B-17이라는 이름으로 맹활약했다.

누구나 중한 병이 걸리면 하루라도 빨리 종양 덩어리를 없애고, 다시는 재발과 전이가 안 되도록 철저하고 완벽한 치료와 조치를 하고 싶을 것이다. 그러나 막상 현실은 병원 예약은 몇 달 후에나 가능하고, 병에 대한 설명은 부족하고, 예측은 불확실하며, 치료 효과는 3개월 뒤를 장담하지 못한다. 인터넷에 치료에 대한 키워드를 넣어보면, 한없이 딸려 나오는 정보 속에서 어느 것이 옳은지, 옳다는 모든 것을 해야 하는지 난감해지기 시작한다. 그래서 구체적인 치료는 할 때 하더라도, 지금 하는 작은 실천이 전체 치료의 완성에 어느 정도의 비중을 차지하는지, 그를 위한 경제적 시간적 육체적 정신적 투자는 어느 정도인지, 그 비용 효율을 따지면서 접근해보자는 것이다.

먹는 것이 중요하고, 내가 먹은 것이 나를 이룬다는 말을 듣고 좋다는 식품과 영양제에 몰입하여 한없이 파고들다 보면, 어느 순간 지나치게 많은 영양제 속에 파묻히게 된다. 먹어도 소화도 안 되고, 그 약들끼리 서로 상충하기도 하고, 간 독성에 부작용이 나기도 한다. 음식이 중요하다고 하나, 막상 그 많은 유기농과 천연 식자재를 구하기도, 손질하여 조리하여 먹고 소화하기에도 하루하루가 벅차다.

운동이 중요하다 하여 비가 오나 눈이 오나 하루 3시간씩 등산을 한다는 것도 환자의 현재 컨디션을 고려하지 않은 것이며, 그나마 걷는 것은 걷는 것일 뿐, 걸었다고 해서 운동을 했다고 자만하는 일은 금물이다.

마음이 중요하다고 하나, 대개 마음 수련과 호흡 이야기를 하면, 그건 나중에 한가할 때 하겠다며 무언가 큰 비전 같은 해결책을 기대했다는 듯 실망한 눈빛으로 몸을 뒤로 뺀다. 그들은 무언가 기발하고 내가 숨기고 있을지 모를 단 한방의 치료 방법을 기대하기도 한다. 그럴 수 있다. 그러나 아쉽게도 아직 그런 것은 없다.

오늘 하루, 아침에 일어나 감사한 마음으로 웃었는지, 숨을 잘 쉬고 있는지, 내 몸을 잘 느끼고 있는지, 하루 8잔의 물을 잘 마셨는지, 걸을 때 잘 균형을 잡고 걷는지, 대변은 무사히 잘 나왔는지, 아침에 밥 먹을 때 잘 씹어서 위에 부담은 없는지, 먹지 말아야 할 음식은 안 먹었는지, 오늘 먹을 최소한의 영양제는 챙겼는지, 최소한의 침습과 최대한의 효과를 위한 시술과 약물치료는 잘 했는지, 그 후유증과 부작용을 줄이기 위한 노력은 하였는지를 확인할 뿐이다. 그 순간이 전부이며, 그 이후로는 잘 되었음에 감사할 뿐이다.

그러므로 만약 불안한 마음 없이 지금 하는 치료의 의미를 알고 숨을 차분히 잘 쉬고 있다면 치료의 50%를 하는 것이다.

오늘 아침 일찍 일어나서 주저함 없이 30분이라도 살짝 땀이 나게 몸의 수련을 하였다면, 치료의 20%를 한 것이다. 훌륭하다.

오늘 아침 밥상에서 양평의 지인이 보내준 햇옥수수에, 어느 수도원 수녀가 만들었다는 식초 한 수저에, 소중한 밥 한 공기를 잘 씹어 먹고 트림을 했다면, 치료의 15%를 또 한 것이다. 감사할 일이다.

아직 영양에 부족한 바가 있어서, 최소한의 성분으로 소화하기 좋은 성분의 제품 몇 가지를 복용했다면, 이 또한 치료의 10%를 채운 것이다.

그래도 부족하고 급한 바가 있어 의학의 힘을 빌려 몇 가지 시술과 약물로 증상을 극복하고 회복하였다면, 마지막 5%를 완벽하게 채운 것이다.

지금 몰입하고 있는 항목이 어느 정도의 비중을 차지하는지, 거기에 내가 가진 시간과 돈과 육체를 얼마나 투자하면 되는지를 가늠하면, 긴 치유의 길이 좀 더 효율적일 것이다.

참고문헌

1. Padayatty SJ, Riordan HD, Hewitt SM, Katz A, Hoffer LJ, Levine M. Intravenously administered vitamin C as cancer therapy: three cases. CMAJ. 2006;174:937-942.
2. Stephenson CM, Levin RD, Spector T, Lis CG. Phase I clini-cal trial to evaluate the safety, tolerability, and pharmaco-kinetics of high-dose intravenous ascorbic acid in patients with advanced cancer. Cancer Chemother Pharmacol. 2013;72:139-146.
3. Monti DA, Mitchell E, Bazzan AJ, et al. Phase I evaluation of intravenous ascorbic acid in combination with gemcitabine and erlotinib in patients with metastatic pancreatic cancer. PLoS One. 2012;7:e29794.
4. Vollbracht C, Schneider B, Leendert V, Weiss G, Auerbach L, Beuth J. Intravenous vitamin C administration improves quality of life in breast cancer patients during chemo-/ radiotherapy and aftercare: results of a retrospective, multi-centre, epidemiological cohort study in Germany. In Vivo. 2011;25:983-990.
5. Welsh JL, Wagner BA, van't Erve TJ, et al. Pharmacological ascorbate with gemcitabine for the control of metastatic and node-positive pancreatic cancer (PACMAN): results from a phase I clinical trial. Cancer Chemother Pharmacol. 2013;71:765-775.
6. Takahashi H, Mizuno H, Yanagisawa A. High-dose intrave-nous vitamin C improves quality of life in cancer patients. Personalized Medicine Universe. 2012;2(1):49-53.
7. Cameron E, Campbell A. The orthomolecular treatment of cancer. II. Clinical trial of high-dose ascorbic acid supple-ments in advanced human cancer. Chem Biol Interact. 1974;9:285-315.
8. Cameron E, Pauling L. Supplemental ascorbate in the sup-portive treatment of cancer: prolongation of survival times in terminal human cancer. Proc Natl Acad Sci U S A. 1976;73:3685-3689.
9. Abdel-Latif MM, Raouf AA, Sabra K, Kelleher D, Reynolds JV. Vitamin C enhances chemosensitization of esophageal cancer cells in vitro. J Chemother. 2005;17:539-549.
10. Fromberg A, Gutsch D, Schulze D, et al. Ascorbate exerts anti-proliferative effects through cell cycle inhibition and sensitizes tumor cells towards cytostatic drugs. Cancer Chemother Pharmacol. 2011;67:1157-1166.
11. Ma Y, Chapman J, Levine M, Polireddy K, Drisko J, Chen Q. High-dose parenteral ascorbate enhanced chemosensitivity of ovarian cancer and reduced toxicity of chemotherapy. Sci Transl Med. 2014;6:222ra218.
12. Hoffer LJ, Levine M, Assouline S, et al. Phase I clinical trial of i.v. ascorbic acid in advanced malignancy. Ann Oncol. 2008;19:1969-1974.
13. Yeom CH, Jung GC, Song KJ. Changes of terminal cancer patients' health-related quality of life after high dose vitamin C administration. J Korean Med Sci. 2007;22:7-11.
14. Cameron E, Campbell A. Innovation vs. quality control: an "unpublishable" clinical trial of supplemental ascorbate in incurable cancer. Med Hypotheses. 1991;36:185-189.

15. Cameron E, Pauling L. Supplemental ascorbate in the sup-portive treatment of cancer: reevaluation of prolongation of survival times in terminal human cancer. Proc Natl Acad Sci U S A. 1978;75:4538-4542.

16. Drisko JA, Chapman J, Hunter VJ. The use of antioxidants with first-line chemotherapy in two cases of ovarian cancer. J Am Coll Nutr. 2003;22:118-123.

17. Riordan HD, Jackson JA, Schultz M. Case study: high-dose intravenous vitamin C in the treatment of a patient with ade-nocarcinoma of the kidney. J Orthomol Med. 1990;5:5-7.

18. Riordan HD, Riordan NH, Jackson JA, et al. Intravenous vita-min C as a chemotherapy agent: a report on clinical cases. P R Health Sci J. 2004;23:115-118.

19. De Oliveira JLG. A nutritious cocktail for the treatment of melanoma: a case report. J Orthomol Med. 1998;13:176-178.

20. Campbell A, Jack T, Cameron E. Reticulum cell sarcoma: two complete "spontaneous" regressions, in response to high-dose ascorbic acid therapy. A report on subsequent progress. Oncology. 1991;48:495-497.

21. Jackson JA, Riordan HD, Hunninghake RE, Riordan N. High dose intravenous vitamin C and long time survival of a patient with cancer of head of the pancreas. J Orthomol Med. 1995;10:87-88.

22. Burris HA 3rd, Moore MJ, Andersen J, et al. Improvements in survival and clinical benefit with gemcitabine as first-line therapy for patients with advanced pancreas cancer: a ran-domized trial. J Clin Oncol. 1997;15:2403-2413.

23. Park JH, Davis KR, Lee G, et al. Ascorbic acid alleviates toxicity of paclitaxel without interfering with the anticancer efficacy in mice. Nutr Res. 2012;32:873-883.

24. An SH, Kang JH, Kim DH, Lee MS. Vitamin C increases the apoptosis via up-regulation p53 during cisplatin treatment in human colon cancer cells. BMB Rep. 2011;44:211-216.

25. Espey MG, Chen P, Chalmers B, et al. Pharmacologic ascor-bate synergizes with gemcitabine in preclinical models of pancreatic cancer. Free Radic Biol Med. 2011;50:1610-1619.

26. Espey MG, Chen P, Chalmers B, et al. Pharmacologic ascor-bate synergizes with gemcitabine in preclinical models of pancreatic cancer. Free Radic Biol Med. 2011;50:1610-1619.

27. Kurbacher CM, Wagner U, Kolster B, Andreotti PE, Krebs D, Bruckner HW. Ascorbic acid (vitamin C) improves the antineoplastic activity of doxorubicin, cisplatin, and pacli-taxel in human breast carcinoma cells in vitro. Cancer Lett.
1996;103:183-189.

28. Prasad KN, Sinha PK, Ramanujam M, Sakamoto A. Sodium ascorbate potentiates the growth inhibitory effect of certain agents on neuroblastoma cells in culture. Proc Natl

Acad Sci U S A. 1979;76:829-832.

29. Prasad SB, Giri A, Arjun J. Use of subtherapeutical dose of cisplatin and vitamin C against murine Dalton's lymphoma. Pol J Pharmacol Pharm. 1992;44:383-391.

30. Reddy VG, Khanna N, Singh N. Vitamin C augments chemotherapeutic response of cervical carcinoma HeLa cells by stabilizing P53. Biochem Biophys Res Commun. 2001;282:409-415.

31. Sarna S, Bhola RK. Chemo-immunotherapeutical studies on Dalton's lymphoma in mice using cisplatin and ascorbic acid: synergistic antitumor effect in vivo and in vitro. Arch Immunol Ther Exp (Warsz). 1993;41:327-333.

32. Taper HS, de Gerlache J, Lans M, Roberfroid M. Non-toxic potentiation of cancer chemotherapy by combined C and K3 vitamin pre-treatment. Int J Cancer. 1987;40:575-579.

33. Casciari JJ, Riordan NH, Schmidt TL, Meng XL, Jackson JA, Riordan HD. Cytotoxicity of ascorbate, lipoic acid, and other antioxidants in hollow fibre in vitro tumours. Br J Cancer. 2001;84:1544-1550.

34. Marian M, Matkovics B. Potentiation of the biological activities of daunomycin and adriamycin by ascorbic acid and dimethylsulfoxide. Experientia. 1982;38:573-574.

35. Wells WW, Rocque PA, Xu DP, Meyer EB, Charamella LJ, Dimitrov NV. Ascorbic acid and cell survival of adriamy-cin resistant and sensitive MCF-7 breast tumor cells. Free Radic Biol Med. 1995;18:699-708.

36. Verrax J, Calderon PB. Pharmacologic concentrations of ascorbate are achieved by parenteral administration and exhibit antitumoral effects. Free Radic Biol Med. 2009;47:32-40.

37. Martinotti S, Ranzato E, Burlando B. In vitro screen-ing of synergistic ascorbate-drug combinations for the treatment of malignant mesothelioma. Toxicol In Vitro. 2011;25:1568-1574.

38. D'Souza GG, Wang T, Rockwell K, Torchilin VP. Surface modification of pharmaceutical nanocarriers with ascorbate residues improves their tumor-cell association and killing and the cytotoxic action of encapsulated paclitaxel in vitro. Pharm Res.
2008;25:2567-2572.

39. Pathak AK, Singh N, Khanna N, Reddy VG, Prasad KN, Kochupillai V. Potentiation of the effect of paclitaxel and carboplatin by antioxidant mixture on human lung cancer h520 cells. J Am Coll Nutr. 2002;21:416-421.

40. Prasad KN, Hernandez C, Edwards-Prasad J, Nelson J, Borus T, Robinson WA. Modification of the effect of tamoxifen, cis-platin, DTIC, and interferon-alpha 2b on human melanoma cells in culture by a mixture of vitamins. Nutr Cancer.
1994;22:233-245.

41. Chiang CD, Song EJ, Yang VC, Chao CC. Ascorbic acid increases drug accumulation and reverses vincristine resis-tance of human non-small-cell lung-cancer cells. Biochem J. 1994;301(pt 3):759-764.

42. Song EJ, Yang VC, Chiang CD, Chao CC. Potentiation of growth inhibition due to vincristine by ascorbic acid in a resistant human non-small cell lung cancer cell line. Eur J Pharmacol. 1995;292:119-125

43. K.A. Naidu Vitamin C in human health and disease is still a mystery? an overview: 308 Nutr J, p. 7

44. Malathi M, Thappa DM. Systemic skin whitening/lightening agents: what is the evidence? Indian J Dermatol Venereol Leprol. 2013;79:842-846

45. Bram S, Froussard P, Guichard M, Jasmin C, Augery Y, Sinoussi-Barre F, Wray W: Vitamin C preferential toxicity for malignant melanoma cells. Nature 284: 629-631, 1980

46. Leung PY, Miyashita K, Young M, Tsao CS: Cytotoxic effect of ascorbate and its derivatives on cultured malignant and nonmalignant cell lines. Anticancer Res 13: 475-480, 1993

47. Claire M. Doskey, Visarut Buranasudja, Brett A. Wagner, Justin G. Wilkes, Juan Du, Joseph J. Cullen, Garry R. Buettner. Tumor cells have decreased ability to metabolize H2O2: Implications for pharmacological ascorbate in cancer therapy. Redox Biology, 2016; 10: 274 DOI: 10.1016/j.redox.2016.10.010

48. Putchala MC, Ramani P, Sherlin HJ, Premkumar P, Natesan A. Ascorbic acid and its prooxidant activity as a therapy for tumours of oral cavity: a systematic review. Arch Oral Biol. 2013;58:563-574

49. Ströhle A1, Hahn A. Vitamin C and immune function. Med Monatsschr Pharm. 2009 Feb; 32(2):49-54

50. Maggini S1, Wintergerst ES, Beveridge S, Hornig DH. Selected vitamins and trace elements support immune function by strengthening epithelial barriers and cellular and humoral immune responses. Br J Nutr. 2007 Oct;98 Suppl 1:S29-35.

51. Candeias SM1, Gaipl US. The Immune System in Cancer Prevention, Development and Therapy. Anticancer Agents Med Chem. 2016;16(1):101-7

52. Padayatty SJ, Sun H, Wang Y, Riordan HD, Hewitt SM, Katz A, Wesley RA, Levine M: Vitamin C pharmacokinetics: implications for oral and intravenous use. Ann Intern Med 140: 533-537, 2004

53. Creagan ET, Moertel CG, O'Fallon JR, Schutt AJ, O'Connell MJ, Rubin J, Frytak S: Failure of high-dose vitamin C (ascorbic acid) therapy to benefit patients with advanced cancer. A controlled trial. N Engl J Med 301: 687-690, 1979 Fritz H, Flower G, Weeks L, et al. Intravenous vitamin C and cancer: a systematic review. Integr Cancer Ther. 2014;13:280-300

54. Moertel CG, Fleming TR, Creagan ET, Rubin J, O'Connell MJ, Ames MM: High-dose vitamin C versus placebo in the treatment of patients with advanced cancer who have had no prior chemotherapy. A randomized double-blind comparison. N Engl J Med 312: 137-141, 1985

55. Park S. The effects of high concentrations of vitamin C on cancer cells. Nutrients. 2013;5:3496-3505

56. Chen Q, Espey MG, Krishna MC, Mitchell JB, Corpe CP, Buettner GR, Shacter E, Levine M: Pharmacologic ascorbic acid concentrations selectively kill cancer cells: action as a pro-drug to deliver hydrogen peroxide to tissues. Proc Natl Acad Sci USA 102: 13604-13609, 2005

57. Chen Q, Espey MG, Sun AY, Lee JH, Krishna MC, Shacter E, Choyke PL, Pooput C, Kirk KL, Buettner GR, Levine M: Ascorbate in pharmacologic concentrations selectively generates ascorbate radical and hydrogen peroxide in extracellular fluid in vivo. Proc Natl Acad Sci USA 104: 8749-8754, 2007

58. Deubzer B, Mayer F, Kuci Z, et al. H(2)O(2)-mediated cyto- toxicity of pharmacologic ascorbate concentrations to neu- roblastoma cells: potential role of lactate and ferritin. Cell Physiol Biochem. 2010;25:767-774

59. Benade L, Howard T, Burk D: Synergistic killing of Ehrlich ascites carcinoma cells by ascorbate and 3-amino-1,2,4,-triazole. Oncology 23: 33-43, 1969

60. Prasad KN, Hernandez C, Edwards-Prasad J, Nelson J, Borus T, Robinson WA: Modification of the effect of tamoxifen, cisplatin, DTIC, and interferon-alpha 2b on human melanoma cells in culture by a mixture of vitamins. Nutr Cancer 22: 233-245, 1994

61. Kurbacher CM, Wagner U, Kolster B, Andreotti PE, Krebs D, Bruckner HW: Ascorbic acid (vitamin C) improves the antineoplastic activity of doxorubicin, cisplatin, and paclitaxel in human breast carcinoma cells in vitro. Cancer Lett 103: 183-189, 1996

62. Taper HS, de Gerlache J, Lans M, Roberfroid M: Non-toxic potentiation of cancer chemotherapy by combined C and K3 vitamin pre-treatment. Int J Cancer 40: 575-579, 1987

63. Anitra C. Carr, Margreet C. M. Vissers, and John S. Cook. The Effect of Intravenous Vitamin C on Cancer- and Chemotherapy-Related Fatigue and Quality of Life. Front Oncol. 2014; 4: 283

IVC 임상연구

Case-based_reports:
1974 The orthomolecular treatment of cancer. II. Clinical trial of high-dose ascorbic acid supplements in advanced human cancer.pdf
1975 The orthomolecular treatment of cancer_III_Reticulum cell sarcoma-double

complete regression induced by high-dose ascorbic acid therapy.pdf

1980 Development of a papillary thyroid carcinoma in a patient while on high dosage ascorbic acid therapy.pdf

1990 Case study_high-dose intravenous vitamin C in the treatment of a patient with adenocarcinoma of the kidney.pdf

1996 Intravenous vitamin C in a terminal cancer patient.pdf

1998 A nutritious cocktail for the treatment of melanoma- a case report.pdf

1998 High-dose intravenous vitamin C in the treatment of a patient with renal cell carcinoma of the kidney.pdf

2002 Sixteen-year history with high dose intravenous vitamin C treatment for various types of cancer and other diseases.pdf

2003 The use of antioxidants with first-line chemotherapy in two cases of ovarian cancer. pdf

2004 Intravenous vitamin C as a chemotherapy agent-a report on clinical cases.pdf

2006 Intravenously administered vitamin C as cancer therapy-3 cases.pdf

2015 High-Dose Vitamin C Promotes Regression of Multiple Pulmonary Metastases Originating from Hepatocellular Carcinoma.pdf

2016 Effects of High Doses of Vitamin C on Cancer Patients in Singapore-Nine Cases.pdf

Observational_study:

Case-Control_study:

1976 Supplemental ascorbate in the supportive treatment of cancer- Prolongation of survival times in terminal human cancer.pdf

1978 Supplemental ascorbate in the supportive Tx in terminal human cancer.pdf

Prospective_Cohort:

2012 High-dose intravenous vitamin C improves quality of life in cancer patients.pdf

2013 A Convenient Method for Measuring Blood Ascorbate Concentrations in Patients Receiving High-Dose Intravenous Ascorbate.pdf

2016 Modulation of Cytokines in Cancer Patients by Intravenous Ascorbate Therapy.pdf

2016 The acute effect of high-dose intravenous vitamin C and other nutrient on blood pressure- a cohort study.pdf

Retropective_Cohort:

2011 Intravenous Vitamin C Administration Improves Quality of Life in Breast Cancer Patients.pdf

2012 Effect of high-dose intravenous vitamin C on inflammation in cancer patients.pdf

2014 방사선 치료 시 고용량 비타민 C 정맥투여가 유방암 재발에 미치는 영향.pdf

2015 Palliative Vitamin C Application in Patients with Radiotherapy-Resistant Bone Metastases- A Retrospective Study.pdf

Phase_I_II_trials:

2005 A Pilot Clinical Study of Continuous Intravenous Ascorbate in Terminal Cancer Patient.pdf

2007 Changes of Terminal Cancer Patients' Health-related Quality of Life after High Dose Vitamin C Administration.pdf

2007 Phase 1 Trial of High-Dose Intravenous Vitamin C Treatment for Patients With Cancer.pdf

2007 The effect of high dose IV vitamin C on plasma antioxidant capacity and level of oxidative stress in cancer patients and healthy subjects.pdf

2008 Phase I clinical trial of i.v. ascorbic acid in advanced malignancy.pdf

2009 Oxalic acid excretion after intravenous ascorbic acid administration.pdf

2009 Depletion of L-ascorbic acid alternating with its supplementation in the treatment of patients with acute myeloid leukemia or myelodysplastic syndromes..pdf

2012 Phase I Evaluation of Intravenous Ascorbic Acid in combination with Gemcitabine and Erlotinib in Patients with metastatic pancreatic cancer.pdf

2013 Pharmacological ascorbate with gemcitabine for the control of metastatic and node-positive pancreatic cancer (PACMAN)-phase I.pdf

2013 Phase I clinical trial to evaluate the safety, tolerability, and pharmacokinetics of HD-IVC in patients with advanced cancer.pdf

2014 Phase I safety trial of intravenous ascorbic acid in patients with severe sepsis.pdf

2015 High-Dose Intravenous Vitamin C Combined with Cytotoxic Chemotherapy in Patients with Advanced Cancer- A Phase I-II Clinical Trial.pdf

2015 Elimination of ascorbic acid after high-dose infusion in prostate cancer patients a pharmacokinetic evaluation.pdf

RCT:

2014 High-Dose Parenteral Ascorbate Enhanced Chemosensitivity of Ovarian Cancer and Reduced Toxicity of Chemotherapy.pdf

2015 High-Dose Intravenous Vitamin C Combined with Cytotoxic Chemotherapy in Patients with Advanced Cancer_A Phase I-II Clinical Trial.pdf

암과 만성질환,
비타민과 자연의학에서 답을 찾다

치유, 물음에 답하다

초   판 1쇄 발행 2021년 10월 5일
          2쇄 발행 2022년 12월 12일
지 은 이 어해용
펴 낸 이 박경수
펴 낸 곳 페가수스
등록번호 제2011-000050호
등록일자 2008년 1월 17일
주   소 서울시 노원구 월계로 334, 720호
전   화 070-8774-7933
팩   스 0504-477-3133
이 메 일 editor@pegasusbooks.co.kr

ISBN 978-89-94651-50-7 03510